PUHUA BOOKS

我
们
一
起
解
决
问
题

# Surviving Post-Natal Depression

At Home,

No One Hears Your Scream

# 我战胜了产后抑郁症

[英]凯拉·艾肯（Cara Aiken） 著

陶璇 译

人民邮电出版社

北　京

## 图书在版编目（CIP）数据

我战胜了产后抑郁症 / （英）凯拉·艾肯
(Cara Aiken) 著 ；陶璇译. -- 北京 ：人民邮电出版社，
2018.12
ISBN 978-7-115-49932-5

Ⅰ. ①我… Ⅱ. ①凯… ②陶… Ⅲ. ①产妇－抑郁症
－防治 Ⅳ. ①R714.6②R749.4

中国版本图书馆CIP数据核字(2018)第245192号

## 内 容 提 要

生孩子后，常常流泪、情绪化、无法入睡。但是受完美妈妈神话的影响，她们不敢说出口；即使鼓起勇气说出口，也无人能理解，哪怕是最亲近的人也如此。

记住，你不是一个人在战斗，就统计数字而言，英国有十分之一的妈妈患产后抑郁症。《我战胜了产后抑郁症》一书的作者，访谈了数百位患有产后抑郁症的妈妈，选取了其中 10 个比较典型的故事，让故事的主角亲自讲述自己如何从那种痛苦的深渊中一步步走出来。在此基础上，本书还加入了专业人士的解读，分析了可能致病的因素，给出了专业的指导与建议。同时，本书指出，男性，也有可能患产后抑郁症。

本书适合心理专业工作者、产科和儿科服务的所有专业工作者阅读，也同样适合计划要孩子的家庭自助阅读。

◆ 著 ［英］凯拉·艾肯（Cara Aiken）
  译 陶 璇
  责任编辑 柳小红
  责任印制 焦志炜

◆ 人民邮电出版社出版发行    北京市丰台区成寿寺路 11 号
邮编 100164   电子邮件 315@ptpress.com.cn
网址 http://www.ptpress.com.cn
大厂聚鑫印刷有限责任公司印刷

◆ 开本：700×1000   1/16
印张：15.5         2018 年 12 月第 1 版
字数：230 千字       2018 年 12 月河北第 1 次印刷
著作权合同登记号   图字：01-2018-3680 号

定 价：59.00 元

读者服务热线：（010）81055656   印装质量热线：（010）81055316
反盗版热线：（010）81055315

广告经营许可证：京东工商广登字 20170147 号

# 推荐序一

本书作者凯拉·艾肯（Cara Aiken）曾经过着充满欢乐的生活，但是，当她决定不再避孕，准备组建自己的小家庭时，一切便改变了模样。从那时起，她遭受了一系列心理困扰——迟迟没有受孕带来的压力、流产带来的哀伤、对第一个孩子（乔治娜）会夭折在子宫里的担心、迟迟难以跟宝宝产生情感联结带来的痛苦、旷日持久的产后抑郁，以及（随着她的第二个孩子塔莎而来的）一系列家庭关系中的嫉妒。这些经历让她尝试与其他患有产后抑郁症的妈妈们进行沟通。她对那些应邀参与她研究的人进行了广泛的访谈后，精挑细选了9位妈妈并详细描述了其各具特色的个人经历，而她们的故事加上凯拉自己的故事便构成了本书的主要内容。

在不同的章节中，她分别讲述了每个妈妈的背景，她们适应新生儿的过程，她们的孤独、病程发展、康复并成为一个开心妈妈的过程，爸爸们的反应以及来自朋友、家人和各种机构的帮助。而这些，便是本书的核心内容。此外，她也采纳了很多专家的不同视角，而这些专家对产后抑郁症的成因和治疗方法都有着自己的观点。他们的观点和作者对此的评论也被记录在本书中。

本书内容丰富，语言鲜活、通俗、口语化，其中很多地方甚至直接引用了访谈内容，让读者有一种亲临访谈现场的感受，也让很多读者感觉到主人公好像正在跟自己讲话。

与此同时，专业从业者们也可以对这些案例做出自己的专业解读。让我印象特别深刻的是，凯拉呈现了各种产后精神疾病，这其中不仅仅是"产后心情低落"、产后抑郁症和产后精神病，还包括情感联结障碍、病理性的焦虑，以及因愤怒问题所带来的想伤害、杀死或遗弃婴儿的冲动。

她非常有代表性地描述了在这个自诩已为母亲提供了全世界最先进的服务的国家中，社会和医疗服务所提供的帮助及所带来的阻碍。一位妈妈（维泰）自己就是一名社会工作者，但她苦苦挣扎于宝宝可能患心脏病且发育不良的痛苦中。她的孩子没有得到儿科医生的有效帮助，她自己也没有得到精神科的帮助，而儿童保护组织非但完全没有支持她，反而就她涉嫌忽视儿童事宜，威胁她要召开个案讨论会。

这位妈妈这样问道："为什么我们的社会无法应对这个其实十分常见的疾病——产后抑郁症？"

相关的专业从业者们之所以会失败，是因为他们没有以团队协作的方式开展工作，还因为他们其实并不能（详细地）了解这些妈妈们到底哪里出了问题；其实她们的问题一旦能够被正确地诊断，她们的每一个问题都可能被迅速而有效地加以解决。然而，因为需求的无限性和医学的复杂性，专业从业者们还是会经常遭遇失败。从长远来看，我们需要专业从业者们与患者们合作。战胜产后精神疾病常见问题的最好办法就是，确保每一个来自各行各业、各个社会阶层的妈妈们都能够了解生育带来的心理并发症。

伊恩·布罗金顿（Ian Brockington）教授，医学博士，
皇家内科医师学会会员，伯明翰大学精神病学教授

Surviving
Post-Natal Depression

布罗金顿教授是产后抑郁症领域的泰斗。1975 年他还在曼彻斯特皇家医院母婴科室工作时，便开始对与孕产相关的疾病产生兴趣。从 1983 年到伯明翰大学任职以来，他在一间日间医院和伊丽莎白女王精神病专科医院住院部的支持下，建立了一个以社区为依托的服务机构。

目前这个服务机构每年接收转诊病人超过 500 位。这个拥有 9 个床位的母婴科室每年可以接纳 75 位妈妈入住。布罗金顿教授是马尔赛协会 ① 的创始人及第一任主席，还是国际精神医学协会女性心理健康部门的创始人和主席。他就这个主题出版过一些书籍，发表了大量论文和研究报告，出版于 1996 年的《母性与心理健康》（*Motherhood and Mental Health*）是他的巅峰之作。

---

① 马尔赛协会（Marce Society），全称马尔赛围产期精神健康国际协会（The International Marcé Society for Perinatal Mental Health），是一家成立于英国的国际性产后精神疾病研究组织。——译者注

# 推荐序二

我很高兴受邀为凯拉·艾肯这本关于产后精神疾病的图书写序。作为被这个让人虚弱不堪的疾病严重折磨过的人来说，我知道它有多么可怕。

我的抑郁是从儿子马修出生一周后开始的。在整个怀孕期间，我都很健康、快乐，并对即将到来的宝宝激动不已，所以当疾病降临，我很震惊它竟然会发生在我身上。我有着非常支持我的丈夫，一个非常漂亮的家，以及非常棒的家人，没有任何经济烦恼。但是这种疾病显然会降临到任何人身上。于是，我的精神崩溃了。

产后抑郁症是一种主要的孕产妇疾病，它并不是你的错。你一定不要对此感到内疚，请一定记住，正确的治疗会使你的病情好转。不要害怕抗抑郁药，它们是不会成瘾的。如果你觉得对家人或孩子缺乏情感，不要对此觉得担忧或内疚，随着你的康复，那些情感也自然会回来的。你可以跟其他从产后精神疾病中康复的妈妈们聊一聊，也可以联系相关机构以寻求进一步的帮助和建议。记住，这个过程可能需要一些时间，但你会康复的。

对于任何遭受产后抑郁症的女人来说，非常重要的一点是——立刻求助。任何种类的精神疾病都存在污名化的问题，我们所有人都要帮忙去消除它。凯拉的书将有助于增加人们对产后精神疾病的认识，并给那些遭受疾病的人们及其家人带来慰藉。

丹尼斯·韦尔奇（Denise Welch），女演员

# 前　言

我对孩子们的喜爱和珍视胜过这世间的一切。如果你现在问我，我是否愿意放弃孩子们，答案必然是否定的。我现在可以足够坦诚和愉悦地承认，生一个孩子，去爱他，照料他，让他彻底改变我的生活，这种冲击给我带来了巨大的影响。

最初的那段日子就像一场噩梦——情绪上、身体上，尤其是心理上。我一开始是责怪我的激素，然后是归罪于睡眠缺乏，再后是责难我家狗狗，最后，让我感到非常恐惧和厌恶的是，我得出了一个结论——我自己才是罪魁祸首。会不会我天生就不适合做母亲？为什么？为什么我会如此怨恨自己这个新角色？令人羡慕的是，我的朋友们都应对得很好，我姐姐对她新出生的小儿子完全是着迷的状态，各种媒体上印刷的都是带着平静、喜悦微笑的美好母亲形象。可是为什么我面对这份突如其来的责任时整个人却被恐惧填满？为什么一夕之间生活中发生的这个剧烈的变化会让我感到这么愤慨？请相信我，事情确实是这样的。40周的孕期，我本应该为即将出生的孩子做好准备的。我阅读了很多关于"新生宝宝"的图书，这让我误以为，我依靠自己的头脑、运用自己的理智便可以胜任母亲这个角色。但是，我并不能，我的生活已经发生了天翻地覆的变化。为什么没有人能帮我为这种情绪上的巨大影响做一些心理准备呢？

我跟丈夫之间曾经琴瑟和谐的关系也被怨恨充斥。我会对他大喊大叫，对他充满恨意。他每天都可以出门，而我却不可以。我心爱的那只上了岁数的狗，在我的狂怒下缩成一团。我用脚踢碗橱、用拳头砸墙，一次又一次地大喊大叫。我甚至好希望自己能变成我家的狗，这样我就不用照顾宝宝了。我还会泪如雨下，无休无止的眼泪似乎永远不会有尽头。我感到如此内疚、孤独并极其羞愧。我到底在对我的宝宝、我的丈夫、我的生活做什么？

如果没有我，他们每个人的情况都会变得更好。我想去死，这是我能想到的、唯一的解脱方式。幸运的是，我的医生有更好的办法，即找一个优秀的精神科医生并长期服用抗抑郁药！我的心理和情绪状态终于得到确诊——产后抑郁症，而我对它却几乎一无所知。

回首自己的童年和青少年时期，我意识到，为什么自己（可能包括大部分的女性）很难对此有更多了解。从非常小的时候起，我们就被这个社会教导要爱护和照料我们的洋娃娃，给它们穿衣服、喂饭，给它们可爱的、干净的塑料屁股换尿布，更别提这么做的时候，我们还可以抓着它们的头发，或者把一个塑料奶嘴塞到它们嘴巴里让它们停止哭泣（如果我们的妈妈没有把洋娃娃的电池拆下来的话）。一旦我们玩够了，就可以把它们扔在一边。然后我们会买很棒的玩具吸尘器、洗衣机、整体厨房等，那时，我们可以轻松地把这些有趣的"家务活儿"融入一天当中。

当我们再长大一点时，我们会非常喜爱婴儿车里的宝宝们，我们会对着他们叽叽咕咕地乱说一通后便走开。于是，我们长大后便会心存期盼，希望有一天能生一个自己的宝宝，爱护他、照顾他成长。

当然，有一些人做妈妈似乎如鱼得水，她们每分每秒都享受其中，可以滔滔不绝地讲述养育孩子的美好细节。但也有一些妈妈们会发现，这个新角色对她们而言确实非常困难。

我们虽然知道会经历那些不眠之夜，经历婴儿的哭闹、换尿布的麻烦以及种种类似的情况，但是当这一切都成为现实，并且近乎成为一种日常的生活方式时，事实与我们之前的想象还是有很大的差距的。对于很多妈妈来说，直到孩子在全日制学校安顿下来之前的那5年，是最令人痛苦的。应付每天的日常生活都会变得困难重重，你要为照顾孩子竭心尽力，还要花时间关爱丈夫，完成每日的遛狗，更别提还要经营整个家庭。

遗憾的是，产后抑郁症从来没有在产前阶段被讨论过。对于在产后会逐渐发展出的这些意想不到的、非常可怕的感受，我们完全没有做好应对的准备。一开始，你会把这些消极的想法和厌倦感归因于自己已经精疲力竭了。但是你之所以精疲力竭是因为你睡不着，你之所以睡不着是因为你正遭受着抑郁的折磨。而你之所以抑郁，是因为你有了一个孩子。

你感到内疚、隔绝、孤独、困惑、羞愧。你会把这些感受说出来吗？我们大多数人都没有这么做，也不会这么做。我们只是在默默地忍受着。我们不会想到其他的妈妈们也会有这样的感受。我们觉得自己好糟糕，认为自己不应该生这个孩子，但又深为这些想法和感受而痛苦，担心因此受到惩罚。

现实的情况是，大约有 1/10 的妈妈会患有某种形式的产后抑郁症。常见的症状包括：抑郁、疲惫、睡眠困难、内疚感（不符合期待中母亲的样子）、不胜任感、食欲不振、易怒、急性焦虑、害怕跟婴儿单独相处、担忧宝宝的健康、对"婴儿猝死"的恐惧、担忧自己的身心健康、黏着某个人来获得持续不断的支持、对伴侣或身边爱的人怀有敌意、不明原因的哭泣、失去快乐和开怀大笑的能力、感觉应付不来、惊恐发作、隔离感、缺乏信心、记忆力差、盗汗、没来由地担心一切、自杀倾向、伤害孩子的冲动、性欲减退、低自尊或低自我形象、麻木、偏执、身体小病不断、强迫性的行为模式、对再次怀孕和产后抑郁症的恐惧、缺乏与婴儿之间的亲密感、虚假的自我期待、难以集中注意力、彻底的绝望感、感觉被困住、缺乏热情。

如果上面的描述让你有所触动或听起来非常熟悉，了解以下的事实可能会让你有所安慰：这是很多女性在她们做妈妈的最初几年或多或少都会有的感受。

在本书中，我打算澄清一些关于做母亲的错误观念，消除那些带来内疚感的因素，保持你对亲子关系和生活的良好感受。它会让你意识到，那些消极的、挫败的感受是很多妈妈们都经历过的，这会帮助你接纳自己的现状，明白自己不是一个坏妈妈，而只是一个正常的妈妈。

# 目　录

第 1 章

## 凯拉：天堂和地狱之间 / 009

与丈夫琴瑟和谐的凯拉，看到身边的朋友做了快乐的父母，也决心加入他们的行列。谁知，却开启了一段艰难的旅程：等待怀孕的焦躁，流产的心痛，怀孕反应的难忍，产后抑郁的困扰，远离职场与朋友的孤独……等到雨过天晴，她知道，自己已经再一次步入了生活的正轨。

第 2 章

## 罗斯玛丽：金领到全职的转换 / 033

与丈夫同为讲师的罗斯玛丽，正逢意气风发时，却因为身体原因接受了医生"尽快怀孕"的建议，开始备孕并迅速怀孕。从此，她与丈夫不再比肩而立。生孩子后自己的生理疾病，孩子的哭闹，让注重秩序的她，精疲力竭。再加上丈夫的指责，她游走在崩溃的边缘。经过咨询，她最终走出了抑郁的阴霾。

与青梅竹马的男友结婚不到一年，盖尔便怀孕了。但养育一个孩子，超过了她的预期。分娩 36 小时，似乎就注定了她养育的艰难。她不愿意说话，脑子一片混乱，理解力下降，甚至无法应对日常生活中需要做的事情，整日担心宝宝的身体状况。她想以死来结束这一切混乱。最终，在家人的帮助下，她接受了激素替代疗法并迅速康复。

已经孕育了两个孩子的珍妮，一直很享受做妈妈的感觉。但是，第三个意外到来的孩子也成为她做妈妈的例外——她陷入产后抑郁。她知道该做什么，但是难以与宝宝产生联结，又担心没有情绪的回应会影响孩子的健康成长，整个人似乎处于一种置身事外观察自己生活的疏离感中。在丈夫和朋友的帮助下，她服用药物，走出了产后抑郁的泥淖。

职业女性萨拉渴望一个孩子，怀孕的感觉也棒极了。但是，产后大出血，母乳喂养困难，让她的为人母之路颇不顺畅。宝宝哭，她也哭，职场技能对此毫无用武之地。虽然经过一段时间后喂养问题终于解决了，但是，产后抑郁症却并未离开，而搬家到陌生的地方又让萨拉失去了朋友的支持，她开始感觉到自己对孩子的攻击性。丈夫却难以理解她。在保姆和幼儿园的帮助下，萨拉的抑郁终于减轻了许多。

作为资深的青少年社会工作者，她以为自己十分清楚生孩子会带来的困难。但是，她依旧没有料到，自己的生产会如此困难；也没有料到，自己的孩子会先天心脏有问题却在很长一段时间之内无法检查出来。于是，孩子的发育困难，被归结为她养育不良。所以，在面对自己的身体病痛、心理病痛的同时，她还要受到他人的质疑。偏偏她爱人是海员，常常需要出海，几乎无法给予她任何支持。最终在心理咨询师和卫生部下属机构的帮助下，她战胜了产后抑郁症。

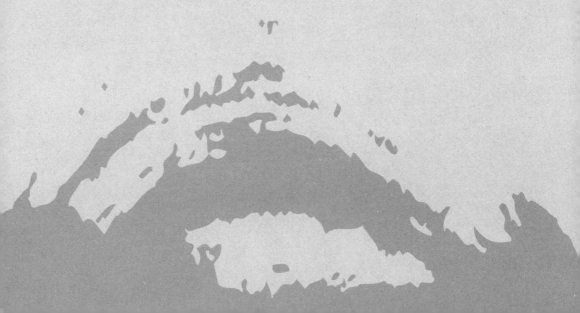

一份合同

有人热爱自己的工作。有人在工作中成长。工作占据着他们的心灵、他们的生活、他们的世界。

也有人讨厌自己的工作，觉得前景凄惨。特别是在度过一个愉快的周末以后，在工作日的前夜他们会觉得胃里翻江倒海地难受。若果如此，他们总还可以选择递上辞呈，另找一份更加适合和愉快的工作。

但是，如果这份"工作"是做母亲呢？我们知道，我们应该享受这份工作，但事实并非如此。我们怀揣着不切实际的理想接受了这份工作。然而，理想很丰满，现实很骨感。我们的胃每天晚上都在翻江倒海，甚至不仅仅是晚上，白天也会如此。我们周末无休。即使这份工作既不适合自己也不令人愉快，我们也没法递上辞呈一走了之。我们既然已经肩负起了这份责任，就必须学会去爱这个孩子。他可不仅仅是在这家里租了一张小床和一个房间这么简单，而是成了一位永久的、高需求的固定家庭成员。

尿布、奶瓶、尖叫和腹绞痛似乎都没写在合同上呀，但那只是因为我们从来没有读过合同上以小字印着的附则。

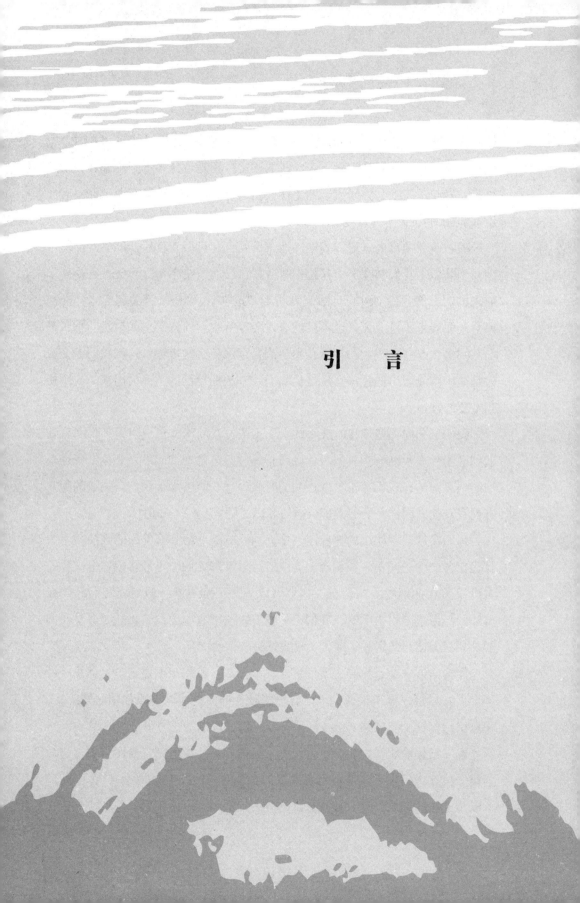

引　言

　　我在两个孩子出生以后都经历了产后抑郁症。在二女儿塔莎出生时，我决定把我的想法和感受记录下来。我的长远打算是写一本书。后来我又更进一步，发起了一项公共研究，期望让人们认识和理解那些患有或曾经患有产后抑郁症的女性。

　　随着研究项目的进展，我震惊地意识到，针对患有产后抑郁症女性的帮助微乎其微。我们都在努力保持理智，在自己的情绪中孤立无援，害怕到不敢求助。虽然我们对外也许看起来相当"正常"，可是一旦关起门来，抑郁便会全面袭来。没有人，也不可能有人会理解我们的感受。如果我们承认自己感到多么绝望，我们的孩子会不会被儿童保护机构带走？这是我们大多数人脑海中首先冒出的想法，也是让我们没办法把自己的情况说出来的一个相当重要的理由。

　　我们试图向那些"得心应手的人"证明，我们同样也应付得来！而且我们到底为什么不能啊？我们为什么在新妈妈的角色中如此不开心呢？我是个情绪残废吗？在我们苦苦争取成功的时候，怎么能够承认我们是失败的呢？有没有其他人同样经历着类似的想法和感受呢？我们不知道。

　　我们在产前曾阅读的那些图书中，描绘的是一幅多么美丽的画面啊。为什么在备产的时间里，我们没能为应对产后抑郁症做一点准备呢？也许我们本可以留意抑郁的警报信号，甚至可以将其识别出来。但是当我们已经在抑郁的泥潭里陷得太深时，我们已经没有办法把它说出口了。此时等着我们的，只有无休止的困惑、痛苦、自我怀疑和情绪混乱。

　　你会向谁求助，你会去哪里，你会做什么？首先，你要意识到你并不是一个人。尽管你觉得很孤独，但有很多其他的女性体验着跟你相同的感受。我意识到，这个问题并未被很好地普及宣传，这也是我写本书的原因。

　　本书结构简明，内容完全是作者发自内心的文字流露。简而言之，它是为每一位在产后感到崩溃但不知缘由的女性而写的。本书共计 16 章，前 10 章以传记体的形式呈现，从我自己的产后抑郁经历开始，后面是其他 9 位女性为本书贡献的、其个人的产后抑郁经历。

第 11 章是对前面 10 章内容的分析，引出案例故事的主题、评述症状和具体情况，并对这些案例研究进行概括总结。

第 12 章由马尔科姆·乔治博士（Dr. Malcolm George）撰写。他来自圣巴塞洛缪学院和伦敦皇家医学院生理学系男性研究小组，对男性和女性都有着深入的研究。他对产后抑郁症及其对男性伴侣的影响进行了深入详尽的研究讨论。我相信，他的贡献将会对整个家庭理解这种复杂的疾病提供极大的帮助，也会给你，本书的读者，迫切需要的信心和慰藉。我深深地感激他所付出的时间和精力，感谢他把这样一个话题写得这样清楚明白。

第 13 章包含了一些来自专业机构的权威而非常有价值的信息。其余章节则由我和其他 9 个作者共同完成。在这里我们给出了一些从我们自己的个人经历中总结出来的实用建议。

很重要的一点是，我采访了大量患有产后抑郁症的女性，在选择书中使用哪些案例时，我纠结了很久。每个故事都很重要，但是它们不可能都被纳入本书中。因此，我选择了那些我认为更能够反映"一般"女性情况的案例。我希望这样的选择可以让每个读者都能在某个故事中找到自己的影子。

每个案例中都包含简要的人物介绍，帮助你了解她在生孩子前后的生活，并且让你有机会跟每个人建立"关系"。这些案例会讲到跟孩子在家一起度过的前几周，我们最初的感受——我们对孩子的反应，对自己作为妈妈这个角色的反应。

怀孕、猜测孩子性别直至确定、冥思苦想为宝宝起名、预测孩子的生日、做出是否无痛分娩的决定、做呼吸练习、最终熬过分娩，这整个过程我们似乎都能提前知晓一二。但是我们获得的信息全都到此为止了。孩子出生后，我们才开始意识到，我们还没有学习过如何做一个母亲。

然后，我们逐步明白，养育孩子这一现实状况与我们在怀孕期间对此的想象有多大差距。养育孩子是一个如此真实而巨大的责任，学会去爱这个小小的"陌生人"并与其发展出一段和谐美妙的关系，又是多么困难的事情。

我们以前读过的关于母亲的书都太不真实了。那些教科书中所使用的照片都是模范孩子，是与现实相去甚远的理想瞬间。书中的插图描绘的是一个个身体肉嘟嘟、脸蛋红扑扑的小宝宝，他们快乐地咯咯笑，而其妈妈则在一边望着他，面带慈爱的微笑。事实上，我们面对的则往往是一个满脸通红、身体皮包骨、整个人皱巴巴、一直在尖叫的生物，而其妈妈则在一旁扯着自己的头发泪流满面。现在我知道为什么我和很多妈妈们都觉得自己"不正常"了。

当已经患上产后抑郁症时，接受这些"不正常"的感觉会变得越来越困难。当健康顾问、助产士开始撤出，家人的支持开始减少时，生活会变得更加艰难。我认为，在大部分案例中，正是从这个阶段开始，当事人的情绪感受已经不仅仅是轻微的低落了。我们想理解，为什么自己并没有像媒体上期待的那样兴高采烈。我们也不明白，为什么自己的情感那么脆弱。

我希望，本书中所写的自己初为人母前几年的经历，会让你更加真实地了解那段时光可能会有多么艰难和挫败。我在书中所写决非虚言。在写下这些感受时，我仍会感到羞愧和难过。后面那些案例故事的每个主人公，在为我写下这些故事时，她们也依旧感到难过和羞愧。当她们读了书中其他人的故事后，都惊异于大家的感受如此相似！

尽管她们每个人都知道自己那段时间生病了，但是仍然觉得只有自己才有那样的想法和感受。当看到确实并非只有她们自己如此时，她们终于松了一口气。作为本书的作者，当我把这些故事一个个放入我的文稿中时，我感到如释重负。我访谈过这些女性，倾听了她们的故事，从情感上体验了她们的生活。现在，一切就在眼前，白纸黑字的故事证明，我们都曾被相同的歪曲思维模式折磨，都曾经如同在地狱中生活，却都以为自己是孤身一人。

直到我的孩子们各自都满2岁以后，我才意识到，我并不是唯一一个经历过抑郁和困惑的人，这让我感到进一步的解脱。孩子们每进入一个新阶段都会带来不同的问题。也因为如此，似乎我每向前迈一步，都会倒退两步。没有任何迹象表明情况会真的好转。我也很少做些什么可以帮助自己的事情。我只是默默地接受了事实：养育孩子的生活是不快乐的。在很长的一段时间里，我不能向"专业人士"或其他相关的人坦承这一点。而当我终于承认这一点时，我开始有所好转——就像本书中的其他人一样。

值得庆幸的是，这些年来产后抑郁症已经成为一种更加被承认、被接受的疾病。如果你不幸遇到了不理解这种疾病的医生，很可能下一位医生便可以理解了。

尽管本书的结构简单明了，故读者可以随意跳读浏览，但我还是强烈建议你通读全文，跟随故事的展开一路阅读下去。我相信，你可能会对某个人的故事产生共鸣。希望我们对于这个疾病的介绍能给你勇气和信心，去寻求自己可能需要的帮助！

在我跟数百名女性以及许多专家交流以后，我发现，目前尚无确凿的证据表明，到底是什么原因导致了这种疾病，也不清楚为何一些女性会遭受这种疾病的困扰，而另一些则不会。在第 15 章，我会提出一些我自己的观点，尝试说明为什么某些女性会患上产后抑郁症。这些观点可能尚存争议，但这是我从自己的研究中得出的结论。

希望你觉得本书有益又有趣，但最重要的是，希望它能给你继续战斗的勇气，并向你证明，隧道尽头是光明。

第 1 章

# 凯拉：天堂和地狱之间

我跟罗（Roo）结婚后已经度过了 5 年的幸福时光。我们有着良好的社交关系、美好的假期、稳健的经济情况、漂亮的家，且两人都有着稳定的工作。我们俩的关系充满了乐趣，我们不仅深爱着彼此，最重要的是，我们也是彼此最棒的朋友。

我们共同的朋友们都有了孩子，我也特别想组建我们自己的小家庭。而罗对此却不太在意。最后我们达成一致，如果我怀孕了，那很棒；如果我没能怀孕，那也不错。

在有孩子之前，我特别随性、奢侈。当拥有足够的透支额度时，我就给自己买一辆二手跑车，然后像个大孩子一样开着它到处兜风。那时候，我很以自己的外表为傲——我爱漂亮的衣服，喜欢化妆，尤其钟爱自己长长的红色指甲！

小时候，我跟哥哥姐姐们一起玩得很开心，直到现在我们依然很亲密。我跟他们一起度过了非常美好的孩童时光，我希望跟自己的孩子们能够重现这样的美好。我无法想象没有家的生活是什么样子的，因为我一直都拥有着来自家人的爱与陪伴，我认为，一旦我有了孩子，我将永远不再孤单。我希望自己被赐予无穷的精力，希望获得同时兼顾 10 件事的诀窍，我完全没有预料到，在自己繁忙的日程里再增加一个孩子会有什么困难。

后来回头反思时，我才意识到，自己完全美化了这个过程，透过玫瑰色的镜片，我看到的是一个已经蹒跚学步的孩子。我完全忽略了一个事实，那就是，在最初的阶段，我面对的是一个小婴儿。小婴儿对我而言就像一个小外星人一样，是我从来没有接触过的！但那时候，我们已经决定不再采取避孕措施，从而开始了漫长的等待过程。

"有不错，没有也很好"的想法早就被我抛诸脑后了。没能怀孕一点儿也不好，因为我迫切渴望有一个孩子。每次月经探出它丑陋的头，都会让我大哭一场。如果有哪次它推迟了一天，我都会用早孕试纸测测看。每次等待阳性结果的那几分钟都像熬过了几个小时。而每次的失望都会让我觉得像到了世界末日。

这样的日子差不多持续了一年。有一天晚上，我因为一阵剧痛猛地弯下腰——我大出血了。我那时已经彻底放弃了怀孕生子的希望，但几个小时以后，早孕试纸呈现出的却是阳性结果。在经历了那么多身体上的疼痛和恐惧之后，这个结果让我高兴得几乎要跳起来了。但这一切非常短暂——一周以后，我流产了。

几个月后，我内心再次萌发了希望。我向罗表达了我想再试一次的想法，然后我们重新开始了一月又一月漫长的等待。

做爱对我们来说已经不再是一件自然而然的事情。在月经周期的第 14 天左右，床边的体温计会告诉我们什么时候应该"做爱"。科学战胜了激情。在所谓的受孕期之外，我拒绝做爱，理由是，它可能会导致流产。

终于，在漫长的、充满压力的两年后，我怀孕了。

但是，对流产的持续担心远远超过了怀孕带来的兴奋感。我不再使用吸尘器、熨斗，不再做爱或者做可能会有失去这个孩子风险的任何事情。我的激素正处于全盛时期，我的情绪也失控了。我几乎不停地哭泣。家人开始如众星捧月般对待我，我承认我很喜欢这种被关注的状态。熬过这次怀孕的前 4 个月以后，我开始变得很享受这个过程。然而，在最后两个月的时候，我又开始觉得特别累。在这个阶段，担心袭来——一个晚上，我躺在床上，意识到自己即将要肩负的责任，便在忽然间充满了惊慌。我开始怀疑，我们是在做一件正确的事吗？每天清晨我都带着这种担心醒来，晚上又带着这种忧虑睡去。

乔治娜于 1990 年 2 月 9 日出生，生产过程非常顺利。出生后，助产士马上把她递给我，让我抱抱她。她很不像我，因为她一点儿也不漂亮，还皱巴巴的、丑丑的。我很难跟她产生什么亲近感。我哭着被带到了病房里，因为罗晚上不能陪我过夜。我也想跟罗一起回家，但是不想带着我的孩子——这个小小的陌生人。

有一次在病房中，因为护士们完全未能给予我支持而让我近乎崩溃。我决定不再进行母乳喂养，但是因此遭到了来自所有医护人员的质疑。我根本不想碰这个小婴儿，更别提把她抱在怀里喂奶了。我看着熟睡的孩子，想知道她怎么就属于我了呢。她现在是我一生的责任了。这个想法把我吓呆了。

第二天早上，罗来了，他对自己漂亮女儿的降临感到非常兴奋，迫不及待想接我们回家。怎么给孩子洗澡，怎么妥帖地换尿布，或者当她哭的时候我该怎么办，我全然不知。就这样，我们出院了。当她哭的时候，我也一起哭，并且好像自那以后，我一发不可收拾，在很长一段时间里都会轻易掉泪。

其实，我已经很幸运了，因为丈夫休了一个星期的陪产假，而妈妈则在第二周以后，每天都来帮我。

但是，没有人告诉我放轻松。一回到家，我就把熟睡的乔治娜放入婴儿床，而我们的狗狗雅妮则在她周围嗅来嗅去。接着，我把家里里外外用吸尘器吸了一遍。我还需要为接踵而至的客人们准备很多食物。而且，似乎从那一刻起，我接连好几天都在招待一屋子的家人和朋友。

我开始觉得我太早出院了，因为我累得精疲力竭。我也意识到，我还是不知道怎么换尿布，怎么清洗宝宝的肚脐，怎么给宝宝补水，怎么使用消毒器，怎么给宝宝洗澡、洗头发。我也不知道，当宝宝哭闹、呕吐、不喝奶时，自己应该怎么办。昨天我还是一个臃肿的孕妇，而今天，我就是一个妈妈了。"带上你的宝宝回家吧，你很快就会把她养大的——祝你好运。"我是应该让她仰卧、侧卧、趴着，还是挂在天花板上？当她因为腹绞痛尖叫的时候，我应该怎么办？我无法入睡。而当小宝宝醒来想喝奶的时候，我又手足无措。我变得非常情绪化，情绪波动极大。罗不理解我的感受，也不明白我为什么会有这些感受。持续的喉咙肿胀让我食不下咽。我觉得自己的臂弯里好像一直在摇着一个自己其实连抱都不想抱的小婴儿。

我无法忍受她的哭声，因为这使我心烦意乱。我不喜欢她，是她让我感觉这么糟糕。罗也没法应付她和我。这个小生物对我们曾经完美的生活提出了如此巨大的要求，他也被这个小小的生物弄得目瞪口呆。我开始憎恶每一次敲门。我不希望再有人拜访。我不想让他们看到我应付不来，或者看到我无法对这个小宝宝充满爱意的样子。难道是我不想跟我的孩子"亲密无间"，被她深深吸引吗？

对我来说，给乔治娜建立一些日常生活规律是非常重要的，这样我便能让混乱的家一定程度上恢复正常秩序。但是客人们往往想要抱着她，不只轮流抱来抱去，还喂她，这把我刚建立起的一点规律都给搅乱了。然后她就想一直被抱着，因为她已经习惯了。所以，当客人离开以后，便只剩下我和一个暴躁、号哭的小婴儿。我讨厌他们把我丢下，我讨厌他们走出我家去过正常的生活。

到此为止，我的头脑已经完全是一团糨糊了。矛盾的感受和想法让我觉得自己好像坐在一辆永不停止的过山车上。我曾经那么热爱和引以为傲的家，如今让我如此憎恨。我不想在这里，置于所有的婴儿用品和尿布中。我的体重暴跌，我又能够重新穿上之前的衣服了。但是它们看上去从来没有像现在这样，浑身上下都是恶心的、充满口水的、劣质的奶脂。我不得不剪掉那些可爱的、长长的红指甲，因为它们有可能会抓伤婴儿，我不能冒这个险。我身上到底发生了什么？我都几乎认不出我自己了。

我很沮丧，真的很沮丧。我感觉到一种彻头彻尾的孤独。即使全世界的人都在我的客厅，我依然会感觉到这种可怕的孤独。

这种孤独感在夜晚更加明显。我几乎无法独自面对那些喂奶的夜晚。幸运的是，在罗熟睡的时候，我忠诚的老伙伴雅妮一直蹲在那里陪着我。它真的给了我坚持下去的勇气。至少雅妮还跟我在一起，至少我们的关系依然是稳固、不受影响的，这让我感到很安慰。它是我生命中唯一没有让我烦恼的一段关系。

在经历了几次孤独的夜奶后，我再也无法忍受了。有一天晚上，乔治娜在凌晨两点醒来便开始大哭。我钻进被窝里，竭力想把噪声隔绝在外面，10分钟以后，她停止了哭泣。我松了口气，又睡着了。直到早上 7 点，我都再没听到婴儿房里传来任何动静。我想到了最糟糕的情况，但同时也真的希望，我再也不用听到她的声音了。对此，我永远都无法原谅自己，但是我一定要提这段经历，因为我相信，很多妈妈们在绝望的时刻，都曾经有过类似的期望。

乔治娜最终还是醒过来了，我给她喂了奶，从此她再也没有吃过夜奶。我克服了一个巨大的障碍——再也不用孤独地喂夜奶了。

几个星期过去了，对"新生儿"的新鲜感逐渐消失了……所有的帮助和支持也随之消失。只剩下我跟那个小婴儿，而她依然那么爱哭，依然有那么多的需求。

在这个阶段，抑郁早已悄然而至，只是我还没有意识到它。应对日常生活对我而言成了一种持续不断的挣扎。我开始怨恨丈夫每天早晨能出门上班。要是我迈出家门把我的生活关在身后会怎么样呢？我极度渴望可以跟罗交换生活，哪怕只有一天也好。我的情绪非常低落，精神上几乎完全崩溃了。我开始因最琐碎的事情挑起与罗的争吵。这个对我来说曾经有如童话般美好的婚姻如今正面临坍塌的危险。我对此十分害怕。罗对孩子原本就不是很感兴趣，对乔治娜也没有表现出特别的兴趣，如果她不哭，他几乎意识不到她的存在，而当她哭的时候，又会给我们的关系带来巨大的压力。我们都很紧张，都试图保护彼此免受家中这个小家伙的侵扰。我们的谈话几乎完全是关于"婴儿"的。但是关于她到底有什么要说的呢？她像往常一样睡了、哭了、让人精疲力竭。这样的交流寡淡无趣。罗不愿意谈他的生活，因为相比之下会让我的生活显得特别无聊。他知道我嫉恨他的生活。

一天下午，我妈妈来时，看到一个尖叫的婴儿和一个歇斯底里的凯拉。我处于一个非常惊恐的状态。我对自己的生活做了什么？我现在才意识到自己的生活是什么样子了。它就像监禁判决后执行刑期，未来的几个月也依旧如此，完全丧失了自由。我为什么没法跟我的孩子建立亲密的联结？妈妈被我的坦白倾诉震惊到了。

我不想要这个孩子了。我不知道该怎么办。谁要是能让她闭嘴然后把她带走就好了。我妈妈主动提出把乔治娜带走抚养，等我感觉好一些再送她回来。我无法理解妈妈为什么会想要她。她已经抚养了 3 个自己的孩子，现在却还准备抚养我的孩子。

健康顾问在这个痛苦的阶段来了我家并立即意识到我的状态很糟糕。她委婉地建议我尽快去看医生，说我可能患上了产后抑郁症，而我对此一无所知。妈妈终究还是没有把孩子带回她自己家。我去看了医生。他告诉我："你可以承认自己的感受，在这一点上你做得很好。你这些感受都是正常的，当小婴儿开始能够给予回应时，你就会与她建立亲密联结了。"我没有接受任何治疗。

为什么我的朋友们没有像我这样的反应呢？也许她们也是如此——毕竟，谁知道关起门来家中在发生什么呢？所以，我需要接受这些感受是正常的，接受我需要为了孩子竭尽全力、继续挣扎。朋友们联系我，对我开始人生的新阶段感到开心雀跃，也不断询问宝宝的近况。但我无法谈论宝宝或我自己的感受。我本应该充满快乐和兴奋的，但是我并没有。

然后我不得不面对现实，即我家的食橱已经空空荡荡了。我强迫自己去购物，但却时刻处于恐惧中，生怕我推着婴儿车在超市中购物时宝宝开始哭闹。如果她哭了我该怎么办？别人会怎么看我？我变得非常恐惧，丝毫不想离开家这个安全的港湾。

我看着没带孩子的女性，尝试想象她们的生活是什么样子的。我想要提醒她们千万不要生孩子。同时，我对她们满怀嫉妒。

我觉得自己在刀刃上生活着，极度渴望孩子睡着时那几个小时的平和、安静。然后，我变得对噪声特别敏感，因为担心孩子会太快醒来。那声音，可能是门铃、外面几个孩子的吵闹、电话铃声或其他。我记得有一次电话铃声响了，我对电话那端大声吼道："你好！"（感到非常愤怒和沮丧。）其实并不是电话铃声而是我的尖叫把婴儿吵醒的！或者，有些时候，她睡着了，我便开始害怕呼吸、咳嗽、打喷嚏——我是那么迫切地需要自己的时间。

这个阶段非常无聊。我没有读过报纸，也无法专心听广播或看电视。我与现实世界完全失去了联系。我的抑郁越来越严重。我的自我形象已经跌入了谷底。我非常绝望，但不知道能做点什么。我的情绪波动大到自己都无法忍受，我开始怨恨所有跟我情况不一样的人。

我并不知道自己正在遭受着产后抑郁症的折磨——我觉得都是自己的原因，是自己的错，是自己的问题。我没有得到任何专业支持，对于未来能够变好，我不抱一点希望。

然后，我开始对没法跟孩子建立亲密联结感到极度内疚。我对自己养的狗和兔子感到更亲近，我几乎立刻就可以与它们产生亲密感。为什么好几个月过去了，我还是没办法跟自己的亲生骨肉建立亲密联结呢？我想让谁带走我的孩子，甩掉她，然后跑掉。我从来没有想要伤害她，但是我真的好想有人把她带走，好好爱她，而这是我从未做到过的。我需要再次感受年轻的感觉。我才26岁，我已经觉得自己又老、又邋遢、又丑。我失去了穿衣打扮的意愿，因为干净的衣服很快又会沾满口水和呕吐物，有什么意义呢？而这又导致了更糟糕的自我形象。当我看起来如此糟糕的时候，丈夫怎么可能依然爱我呢？我完全失去了性欲。我迫切地需要爱，但又觉得自己不配得到爱。我总是感到疲倦，变得喜怒无常，常常以泪洗面。

我的身体健康也开始受到影响，小病不断，每周至少有两次要去看医生。我好想死，盼望着要是自己得了严重的病就好了。每次我离开诊室都觉得很失望，因为我只是咳嗽或感冒，我还是会活下来。

我家的紧张气氛就像一个快要爆炸的气球。我无法应对，十分害怕。我想去工作，但是我对此毫无信心。但同时，我依然在努力隐藏这种深深的抑郁，努力想实现那些错误的期待。我觉得非常不安、厌倦，觉得自己不够好。如果生孩子就是这么回事，那为什么女人要生孩子呢？我恨那些专业人士从未提醒过我，生孩子后可能会有这些感觉。那些产前诊所如此鼓舞妈妈们的士气，但没有人告诉我真相。

当乔治娜开始对人有所回应，也许只是微微一笑，也许是一个略略的笑声，或者只是她的眼神跟随着我转动时，我都会感觉到，在经历了数月单调空虚的日子和那么多的付出之后，我得到了一些回报。这给我的感觉就像一个大大的"感谢"。我的生活仍然是围着吃饭、睡觉打转，但我觉得终于有了一些进展。

但是，向前一步，又倒退两步……我好像就是没办法打破这种局面！尽管我对乔治娜的感觉好了一些，但我依然不喜欢做妈妈。能够识别宝宝的需要，让我对自己有了一些信心，但我依然没有足够的信心，内心也没有强大到可以在面对不一致的建议时，依然坚定自信地坚持自己，而第一次做妈妈时，你又总是会收到这样那样的建议。我依然觉得自己是个坏妈妈，我做的每件事情似乎都是错的——宝宝得到的不够，或者也许得到的太多了；应该添加辅食，不应该添加辅食；需要多绕圈按摩肚子，她的肚子不舒服是因为我按摩的方法不对；应该给孩子穿得更暖一点，应该在六月中旬戴帽子；如此等等，不一而足。我真的不知道该怎么办，又该听谁的。我没法听从自己的直觉，因为我不相信它们。

乔治娜是一个胃口很大的小宝宝，我很早就给她添加了辅食，因为无论我给她多少奶粉都不够喝。这当然对她没有什么害处，但是当我听到所有那些跟我的做法相反的建议时，我的心中充满了恐惧。

丈夫依然没法跟孩子产生亲密感，也没法给我任何情感支持。我在尽自己最大的努力成为他的好妻子——我从来不想让他失望——所以我经常把孩子晾在一边。然后我便开始对乔治娜感到内疚。

每个人都觉得我应付得很好。我那么完美地隐藏了自己的真实感受。但这让情况变得更加艰难，因为我已经挫败到只想尖叫和哭泣。我记得有一天早上，我跟妈妈在电话里坦白，觉得自己就是不适合做妈妈。我告诉她我好讨厌过去几个月的日子，而她告诉我不要这么说。她以为我只是那天心情比较糟糕。她或其他任何人都不了解，接下来还有更多糟糕的日子等着我。

但是，作为一名乐观主义者，我真的相信这只是养育孩子的早期阶段才会面临的问题，我相信自己会好转的——在某一天，以某种方法，我们最终都会好起来的。

乔治娜已经 6 个月大了，我还在想为什么我依旧没有感觉好一点。生活变得更容易了，孩子也变得更容易照顾、更令人愉悦了。她是一个可爱的小女孩，开始学会坐起来，努力想要爬，对外界的反应性也很棒，玩玩具或看电视都能让她觉得开心满足。可我为什么还是觉得这么低落呢？

作为一个理性的人，我让自己在一个安静的时刻坐下来，开始思考自己的处境。我开始把自己"原来生活"中的刺激因素和"新生活"进行比较，我想我找到了答案。我依然对妈妈这个角色感到厌倦。是的，我现在是爱我的孩子的，但是我的丈夫依然对她毫无兴趣。这对我来说一直是一个问题，因为我觉得我最应该与之分享喜悦的那个人，并没有参与到我们的生活中来。这个"我们"共同的结晶，没有得到他任何的回应。我知道我不得不继续挣扎前行。

我费了好大的劲，带着宝宝去参加那些母婴团体，而她们谈论的都是尿布、购物这些话题，这让我感觉完全无法满足，这些话题完全无法刺激到我曾经非常活跃的大脑。我也无法跟那些带着自己的孩子来我家的女人们建立很好的关系。我讨厌掉在沙发上的饼干污渍，洒在地板上的浓缩果汁，扔满客厅地板的、绊脚的玩具，更别提下午宝宝们因为困倦而哭泣的噪声。当客人们终于离开的时候，我都会觉得精疲力竭，对于需要在收拾残局和给宝宝洗澡之后还要做晚饭这件事，我感到无名的怨恨。在这么一个"美妙愉悦"的下午之后，我看起来会非常疲惫，也会觉得心烦意乱。但我还要在罗下班回家后面对他，拼命地想要保持住曾经那个眼睛闪闪发光、愉悦快乐的女人。

在这个阶段我的性生活究竟应该怎么办呢？我恐怕就是没有时间舒服地洗个澡，换上性感的衣服，在桌子上放好蜡烛，准备一顿美味的晚餐。

后来，乔治娜一岁了，而我还在经历产后抑郁，是不是我原本就不是做妈妈的料？这是一个我至今都无法回答的问题。我开始觉得好一些了，抑郁不再如影随形。虽然仍有糟糕的日子，但也开始有好一些的时候。乔治娜开始学走路了，这让我很兴奋。她开始说话了，开始变得非常有趣了。她是一个非常快乐的孩子，这让我重新找回了充沛的爱意，也真的给了我更多的快乐。在她"突然"开始走路和说话之后，罗开始对她冒出兴趣的火花，我很确信，这也在帮助我克服坏情绪方面有很大作用。我们终于可以共同养育孩子，享受一家人在一起的时光了。在整整一年以后，我们终于奇迹般地变成了一家人。

在这个阶段，我开始考虑恢复兼职的工作。虽然我很爱乔治娜，但仅仅靠她和我的朋友们，根本没法给我足够多的脑力刺激，而这是我迫切需要的。所以是时候寻找好的儿童看护机构以及找一些兼职了。这是我偏离正常观念的一次小小的尝试，也正是在这个阶段，我们这个小家庭开始接受来自其他家庭成员的压力，即希望我们再添一个成员。

在那个时候，我终于从心理和身体上都可以勇敢地面对自己的生活了，我正试图从中获得更多的成就感——我不想再要更多的孩子。我无法面对又一年的深度抑郁——至少，现在不要。但是好像每个人都替我们想到了更好的主意，并且坚持要我们给乔治娜生一个小弟弟或小妹妹。不管怎样，这是不太可能了。我们的性生活依然非常痛苦——对我来说，性意味着生孩子，我再也不想要了。即使我们使用了所有的避孕方法，我还是近乎偏执地怀疑我可能会怀孕。我才刚刚从自己人生中最糟糕的阶段恢复过来，而罗和我正经历着我们婚姻中最糟糕的阶段——我们想要重建我们的关系，然后才会考虑再要孩子。

乔治娜 3 岁时，我们的生活变得更加轻松了，那些抑郁带给我们的噩梦般的记忆开始模糊。我们其实从来没有真正做出生第二胎的决定，但是对我而言，尽管在生乔治娜以后我经历了产后抑郁，我知道我还是一定会再要一个孩子的。我不想再怀孕了，也不想再经历一次早期照顾婴儿的那个讨厌的阶段了，当然最不想再次经历的还是产后抑郁。我想要的是，为乔治娜生一个弟弟或妹妹——迫切地想要。我怎么可以剥夺她的这个权利呢？先不管那些抑郁，我知道我会爱我的下一个宝宝（即使确实花了一些时间我才爱上她）。我也知道，如果我不生第二个孩子，我将会永远为此感到后悔。所以，我花了很长时间来权衡利弊。结论是：现在经历噩梦般的几年，总好过我余生都为没有生第二个孩子而感到懊悔。对于罗来说，他坚决不想要更多的孩子了，几乎没有商量的余地。但是我一直坚持我的想法，于是我们不再使用避孕措施，再一次开启一场漫长的等待游戏。然后，我又经历了一次流产。

随着时间的推移，乔治娜越来越大了，我有点开始担心她与第二个孩子的年龄相差太多。那时候，我面对的是一个将近 4 岁、相当独立的小淑女，她非常享受自己在幼儿园的生活，这也让我重拾了一些真正属于自己的时间和空间。我真的要把时光拨回到几年前吗？

但是，老天替我做了决定，我意外怀孕了，也再一次让所有人都度过了地狱般的 9 个月。是的，我又变回了那个不可理喻的庞然大物——喜怒无常和情绪爆发的程度大概可以被收录到吉尼斯世界纪录大全了。

罗接受了我们再生一个孩子的事实，但是他对这次的怀孕兴趣索然。我继续像个疯子一样奔波，兼职、照顾乔治娜。而当她意识到我在孕育第二个孩子时，她变得非常难搞——开始时不时在半夜把我叫醒，大发脾气，完全失控。我感到压力很大，发现自己根本没法应付她的情绪爆发。她经常把我弄哭，而对她来说，这好像正是她的目的所在。我打电话给我的健康顾问，向她咨询如何应对乔治娜的困难行为。健康顾问进行了家访，给了我们非常棒的、很有建设性的建议。她给我推荐的书叫《蹒跚学步》（Toddler-Taming）。凭借我的力量和决心，以及由很多家人和朋友组成的乔治娜"粉丝团"的支持（在他们眼里乔治娜的做法没有任何问题），我们慎重地接受了一些这本育儿圣经中的建议，最终换来了一个更好的乔治娜！

在孕期第 21 周的时候，我开始出现可怕的阵痛和大出血。我觉得我肯定要失去这个孩子了，这让我非常震惊。虽然大出血和疼痛最终都消退了，但在经历了这段创伤性的经历之后，我非常恐惧会在怀孕期间就失去这个孩子。

这一次分娩过程的持续时间要长得多，也痛苦得多。在经历了对助产士而言都有如噩梦一般的 3 天的分娩后，塔莎最终于 1993 年 10 月 18 日下午 7 点 30 分出生了。当我抱着她时，我感到很开心。在第一次生产时，我没有经历过这种突如其来的爱。这个小宝宝是我的，从那一刻起我就感受到了跟她之间的奇妙联结。在我的生命里，没有什么能跟我第一次拥抱塔莎的感觉相提并论了。即使现在想到这一时刻，我还依然激动不已。

乔治娜在塔莎出生一个小时内就见到了自己的小妹妹。我永远记得她看着那个塑料婴儿床、吃惊地瞪大双眼的样子。

她简直欣喜若狂，我也是。

因为我们又有了一个女儿，罗也突然变得很兴奋、很得意。他把乔治娜带回家，而我和小宝宝被带到了病房。因为塔莎一直在生病，我在医院得到了非常好的照顾。3 天后出院时，我觉得非常健康和自信——至少我自己是这么认为的。这次一切都进展得不错。因为睡了几晚好觉，再加上我有了照顾新生儿的经验，我非常有信心自己可以赢得这次的胜利。我确实跟宝宝相处得很愉快，也非常爱她。但是随着我开始泌乳，低落的心情再次袭来。虽然我也接受了自己的情绪状态就是这样的，但是当低落的心情一直持续时，我便开始想，是不是产后抑郁症再次探出它丑陋的头了？我否认这样的可能性，努力应对。即使已经被很好地喂养，塔莎还是一直在生病，而且情况好像还在变糟。我开始恐慌起来，担心她不能健康茁壮地长大。医生和健康顾问似乎都对于她的成长感到非常开心，所以我也努力尝试保持开心，与此同时还要努力让大女儿感到自己没有被忽略、仍然被很好地照料着。似乎乔治娜有多爱这个小宝宝，就有多恨我。我总是抱着塔莎，因为她大部分时候都在哭。她很容易感到饿，差不多每两个小时就要喂一次。因为她吐奶，我一天至少要为她换 6 次衣服（通常我自己的也要跟着换）、床单和围嘴。

塔莎几乎无法长时间保持安静，这就意味着我会非常缺乏睡眠，家里面因此也乱成一团。罗非常害怕面对这个宝宝，也很讨厌她会吐到自己身上。因此，他把空闲时间都花在照顾乔治娜上，在最开始这对我来说是很大的帮助。而大概一个星期左右，事情就没有这么平顺了，全家人都在受此影响，而我完全没有意识到，第三次世界大战即将爆发。

罗回去上班了，如释重负地离开了家里的一片混乱。我也想把这个房子和作为妈妈的责任都抛诸身后。然而，我真的很爱我的孩子们，我对她们负有责任。我能怎么办呢？

我继续否认那些在我身上蔓延的、很明显的抑郁迹象，非常努力地应对日常生活。我不想再重新经历一次了。不幸的是，塔莎病得更厉害了。她开始变成每次进食之后都会吐。这变成了一个恶性循环——喂、吐，喂、吐。她大部分时间都在哭，睡觉时间也依然不长。我发现出门变得越来越困难，因为整个过程充斥着没完没了的换衣服和塔莎吐在别人家里的尴尬。乔治娜因为原来忙碌的社交生活的突然中断而感觉非常厌倦，我对此感到非常内疚。我感觉自己被困住了。

最终，我妈妈来帮了一天忙，她认为塔莎看上去似乎病得很严重。那天晚上，塔莎又一次几乎把整瓶奶都吐在了房间里，于是妈妈说服我给医生打电话，医生则立刻安排塔莎住院了，因为医生认为她已经脱水了。所以，在 5 周大的时候，她住了一周院。医生怀疑她患有一种叫"幽门狭窄"的病，这意味着要给她的胃做一个小手术，但这需要对她进行连续的喂食测试和仔细观察后才能决定。

如果稍微回顾一下，我记得每次给塔莎喂奶时，她都要喝大量的奶水，因为她一直都很饿。而医生却坚持认为我给她喂食过量了，并建议我必须至少把喂她的量减半。这就意味着，我要面对一个极度饥饿的宝宝，依然吐奶，也依然总是在哭。我不可能陪着塔莎在医院过夜，因为乔治娜对我一直不在家提出强烈抗议。所以我每天要在医院从清晨待到深夜，摇晃着塔莎来安抚她，然后还要精疲力竭地回家睡觉，等着被一个非常抓狂的 4 岁小孩每隔几个小时叫醒一次。"噩梦"便是此时我唯一认为能想到的词。

在医院住了 5 天以后，医生们认为塔莎不需要做这个手术了，但是诊断她患有一种叫"反流"的病。这意味着我们仅仅需要增加她奶粉的量，多喂一些奶水，这样总会有一些奶水是可以留在她的胃里的。塔莎在住院 7 天后出院了，抱着她回家的路上，我们相信她的问题已经解决了。但是事实并非如此。

她仍旧吐，仍旧哭，仍旧无法安静下来。罗完全忽视她的存在，甚至会在她夜晚醒来的时候表达强烈的抗议，这让我压力很大。以至于我一旦听到塔莎有动静，我的胃都会翻腾，害怕看到罗嫌弃的反应。最终，我坚持让他睡到另一个卧室去了，这样他便能不被打扰地睡觉了。然而，这对我并没有帮助。我不能把塔莎交给罗来喂，而且缺乏睡眠让我更加抑郁了。我没法向罗寻求安慰，因为我对他感到非常愤怒。

罗确实在尽其所能地继续帮助照顾乔治娜，但是这似乎把家分裂成了两个阵营：一边是我和塔莎，一边是罗和乔治娜。我对乔治娜感到愤怒，因为她得到了罗的所有关注。我对于罗未对塔莎和我自己表现出一点点的爱意而感到非常悲痛。我感到情感极度匮乏，需要被安抚，我觉得好孤独。而我只有我的小宝宝。罗和乔治娜不再是我的了——一路走来，我失去了他们。

我现在意识到，如果没有我亲爱的朋友瓦珥，这个我雇来的保姆和家政，尽其所能地为我提供帮助（尤其是在塔莎出生以后），我不可能在这场混乱中幸存下来。她已经变成了我亲爱的朋友——在她的支持下，我才勉强熬了过来。

因为罗对塔莎的关注不够，于是我开始过度补偿，把自己的所有爱都给了她。我渐渐变得对她有很强的占有欲，只允许瓦珥和我自己碰她。我们两是仅剩的我觉得值得信任的人了。即使爷爷奶奶来探望，我都不让他们喂她。我的生活完全被她占据了——她现在是我的命。反过来，塔莎也不再去找其他任何人。我那时没有意识到，我完全是在自讨苦吃。

随着时间的流逝，我开始控诉大家都不爱塔莎。我会言语攻击我的家人和罗的家人，有时候甚至会把他们说哭。这个有些强迫性的想法基于的事实是：在我看来，如果她的父亲都不爱她，其他人怎么可能爱她呢？我越来越多地把矛头指向乔治娜。我会说她是家里最受欢迎的孩子，"蓝眼睛女孩"是永远不会做错事的。我相信——自己一定是对的。

我完全沉浸在这些扭曲的思维模式之中，一天天变得越来越气愤、越来越抑郁、越来越孤僻。

那时候，我们刚刚参加了罗祖父的葬礼，我的头脑开始被一个想法占据，即我已经被墓地里的一些邪恶的幽灵附身了。我已经不是凯拉了，我再也回不去了。这种感觉持续了好几个月，我把自己的想法和感受归咎于体内那个邪恶的幽灵。但是，没人知道这件事——这是我的秘密。

我渐渐变得非常依赖瓦珥，所以她回家以后我就会哭——她是我可以依靠的拐杖，我获得建议的来源，以及我无法忍受时唯一能够托付之人。有她跟我在一起真是太好了；她在精神上和事实上给我的支持拯救了我。跟她在一起的时候，我有种自由的感觉，因为她可以，也愿意在任何时候接手我的事情。但是，她回自己家而留我独自面对时，我的恐惧远远超出她跟我在一起时为我提供支持而带给我的慰藉。我开始非常恐惧没有她在的周末，即使罗会在家也依然如此。我从来没有得到过他的支持或帮助——我还是只有自己跟小宝宝在一起。我讨厌任何独处的时间，所以我让家里充满邻居家的孩子，以此来逃避我自己的处境。

每当夜晚降临，我的胃便会开始翻腾，在天快亮时，我会躺在床上计划什么是最佳的解脱办法。是自杀还是一走了之。我会坠入不安的睡眠，醒来时一身冷汗。这种情况持续了好几个月。

因为我很久没去诊所了，所以有一天，健康顾问亲自来到我家。看到我的现状，她马上意识到我正在经历着抑郁症，便把我送到了医生处。瓦珥曾经多次向我指出抑郁这个事实，但是都被我疯狂地否认了。医生可以理解我的感受，给我开了一个疗程的抗抑郁药。但是这些药并不对症，还带来了很多副作用。所以，我并没有再去复诊，而是愚蠢地认为自己可以不吃药扛过去。

到了这个阶段，我已经完全不再出门了。有几次我做了外出的安排，但会在离开家之前陷入歇斯底里的状态，只好找一些蹩脚的借口，打电话取消原有安排。在这段时间里，我确实失去了一些朋友，但是现在我也意识到，他们可能从一开始就不是什么真正的朋友。他们跟自己的孩子相处得很好，完全无法理解为什么他们聪明活泼的朋友忽然变成了情绪废物。

在极度的绝望中，我决定为塔莎找一个好医生来解决她的进食问题。我意识到，如果她的状况改善了，我的也会改善。我确实找到了一位医生，他建议我提早添加辅食，这样奶水可以被食物压在胃里。这也意味着塔莎不需要被喂食那么多的奶水了，因为固态的辅食可以喂饱她。这个建议确实帮了大忙，慢慢地，她可以在每次喂食之后平静更长的时间。然而，喂食的时候却变得非常痛苦，因为每次喂辅食的时候，她都会尖叫着要喝奶。

随着塔莎的进食问题得到整体改善，她的睡眠也变得越来越规律，但我无法理解，为什么自己反而开始感觉更糟了。而且，我再一次开始自责，变得越来越退缩。罗似乎完全无视我的状况，没有给我丝毫情感上的支持。反正那时我也不想让他靠近我。在我心里，他做错了，但是我从来不敢把这告诉他。

我无法表达自己的真实感受。我知道，自己迟早会熬过去的，一切都会好起来的。但是，到底是什么时候呢？

我感到越来越内疚。我无法公平地分配自己的时间、注意力和爱。塔莎总是需要我——她是个"小婴儿"，并且状况还不是很好。乔治娜更加需要我，但是我看不到。她有爸爸，而这是我和塔莎都没有的。我怨恨她，非常可笑地嫉妒着她。她成为那个被我吼叫的对象。我觉得，罗不爱小宝宝是她的错，罗不爱我也是她的错，获得全家人的关注同样是她的错，没有人爱塔莎当然也是她的错。但是事实并非如此。这只是我错误的思维方式。可怜的小乔治娜，她其实什么也没做错。但我花了好久才弄明白这件事。

乔治娜是一个非常聪明的 4 岁小孩，她非常清楚地意识到妈妈现在"不太好"。她会看着我说："妈妈，为什么你总是眼泪汪汪的？"而这只会让我哭得更厉害。这让我感觉好内疚。我是那么爱她，但是我不知道如何能够让她知道我真的爱她。在肢体动作方面，我无法再拥抱她，因为那时她是罗的一部分，而我很恨丈夫。在我看来，他是我抑郁的全部原因。

我又去见了医生，告诉他我有多抑郁，最后告诉他罗完全不给我任何支持。医生说，这是我抑郁的一个很大的原因，如果他能给我和小宝宝一些爱，我会感觉好很多。但是罗做不到。他依然忽视塔莎，我们分床睡了很久，因为塔莎还需要夜奶，所以会在半夜醒来。

如果罗跟我一起睡，我们会在半夜因为塔莎是多么"没规矩"而吵架，因为我还在喂夜奶。我就是没法应付这样的情况。她很显然还是需要夜奶，而我也做不到仅仅因为这让罗很恼火就剥夺了她吃饭的需要。

我变得越来越依赖瓦珥，她每天帮我的时间也越来越长。她非常关心我的精神状态，但她并不会干涉什么，她会每天尽早到达，然后尽可能替我承担责任。这对我来说是很大的帮助，但我对此也感到很内疚。我似乎处于一个必败的局面中。我不想对她如此依赖，但是在那个阶段我却不能没有她。

我还是会在凌晨醒来，计划着如何逃出这个困境。我想死。我不想要这些重任了，但是我找不到任何其他的解脱方式。我也考虑过收拾行李，离开家一段时间。我还需要告诉罗，我实际上感觉有多糟糕。我想让他接替我的角色一段时间，这样他就能更加理解我了，如果我真的还会回来的话。我还想过把孩子扔在我妈门前，然后跑掉。之所以想这么做，是因为我想让我生命中最亲近的两个人看到，我已经如此绝望了。但是，我没有离家出走，也没有抛弃我的孩子。

我开始经历可怕而猛烈的狂怒，在这样的状态下我开始砸东西、使劲踢门。我会把自己锁在房间里捶墙、踢柜子，或者一直哭。早上我醒得很早，一醒来便开始哭泣，无法再次入睡。孤独是如此让人痛苦。

在绝望中，我给妈妈打电话，告诉了她我的秘密，即我被某种邪恶的幽灵附体，已经不能控制自己的想法了。她非常担心我，也意识到我急需帮助。她催促我再去看医生，但是我遇到了另外一个问题。我平时看的那个医生不在，只有临时替班医生在。我告诉他，抗抑郁药让我觉得自己像僵尸一样麻木，还有很多副作用。我还鼓起勇气告诉他，我的感受有多糟糕，我会有猛烈的情绪爆发，会对自己的丈夫感到非常强烈的愤怒。医生告诉我，我就是需要那些"迷幻药"来让自己大脑中的化学物质恢复正常。我应该读读关于经前综合征的书，以及如果我想打我丈夫，我应该用打拳击袋来代替。他的反应非常不具有支持性，反而让我觉得自己完全就是个怪物。

他只是把我推向更加崩溃的边缘。我再一次意识到，我需要找到适合自己的恢复方法。

我越来越担心我跟乔治娜的关系，我知道她需要我更多的关注。我必须给她留一些时间——跟她一起玩游戏，对她的生活表现出一些兴趣。是瓦珥十几岁的女儿帮助了我——她会每天晚上花几个小时的时间与塔莎在一起，这让我能够有时间跟乔治娜一起读书、画画，或者就只是坐着和她聊聊天。这毫无疑问改善了我们的关系，也是迄今为止，我做的最重要的行动。长久以来，我一直因此内疚不已，因为我忽视了大女儿那么久，而她需要的自始至终不过只是自己的妈妈。当我们每天都规律地在一起待几个小时后，乔治娜的行为也逐渐稳定下来，我们变得更加亲近了，而我也开始慢慢地放下了对她的内疚。

然而，我跟罗的问题依然需要处理。我们没有真正的交流，我总是会对他很生气。我的婚姻如地狱一般，而我真的很怨恨他——并且在那时我把这些告诉他了。我感到那么抑郁，在这条漫长、黑暗、痛苦的隧道里，我看不到任何出路。它到底会在哪里结束？

过了很长一段时间，塔莎才开始对我有所回应。当她开始回应我时，我开心极了。这个可怜的、病歪歪的小宝宝把我的心都融化了。我一直努力希望罗能欣赏塔莎那些小小的变化，但是他依然毫无反应。塔莎开始稳定一些了，晚上也能睡更长时间了。而我依然非常抑郁，也很少迈出家门。

不幸的是，当时正值冬季，冬天让一切都变得更加灰暗阴郁。那时候，我妹妹劳伦生了她的第一个孩子，是一个男孩，起名叫布拉德利。谢天谢地，他很健康、快乐，对周围的一切反应很快。当我们在一起时，相比之下，我觉得自己特别不够格，尤其当我知道她应对得很好时。为什么我就不能呢？当两个宝宝在一起的时候，没有人会抱起塔莎，因为她会吐在他们身上，但是每个人都会毫不犹豫地抱起布拉德利。这让我非常受伤，也更强化了我对塔莎的保护欲。劳伦无法理解为什么我会讨厌妈妈这个角色，因为她非常享受，乐在其中。我也无法解释原因。她的丈夫对布拉德利非常喜爱，时时刻刻都在帮忙，给他持续稳定的爱。我会看到他喂自己的孩子，而当我看到他亲吻儿子的额头时，我感到非常嫉妒。我到底做错了什么，让罗如此对待塔莎？她明明是我的延伸，是我们爱情的结晶。我妈妈很爱塔莎，总是会抱着她、爱她。我妈妈对罗也很生气，但是她从没有干涉我们。她建议我坐下来跟他谈谈，但是我对此并无足够的信心。

我害怕他会在我情绪如此脆弱的时候离开我。我完全没有自信，非常害怕他会把乔治娜带走。如果他在这个时间点上离开，我没有任何证据帮自己争取抚养权，因为在过去的3个月里，我确实没有给乔治娜太多的爱。所以我什么都没说。

6个月过去了，春天来了，白天变长了。阳光照耀着大地。我开始觉得好一点了。更确切地说，我不再患有产后抑郁症了，而是每个月都有3周时间在经历经前综合征。我还是像以前一样没法享受自己的生活，但我记得很清楚，在乔治娜小时候我也没办法享受生活。当然，这是一份苦差事——尤其在有两个孩子的情况下。因此我更加努力地让自己出去走走，重新恢复社交生活。塔莎已经完全接受固体食物了，病情比之前减轻了一些。她能够在夜晚睡整觉了，我也觉得健康多了。瓦珥还在帮助我照顾孩子们，并建议我重新找一份兼职。我欣然接受了这个建议并每周去城里工作两天。这确实帮我从家庭生活中解脱出来，但我在火车上会时不时经历惊恐发作。

我爱我的"休息日"，完全不期待在家做妈妈的日子。我想要拥有更多自己的时间，远离责任，我再一次感受到自己需要做全职工作。但这是不可能的。尽管如此，我还是很感激那些我可以迈出家门的日子。

在塔莎10个月大的时候，我父亲要去医院做心脏搭桥手术。虽然这是大手术，但是其技术已经非常成熟，手术后一周他应该就可以出院回家了。他要做手术的那天早上，我去看他，但他再一次见到我是在手术3个月后他终于睁开眼睛时。

他病得很重。我在重症监护室里待了8周，一直守护在他床边。我们被告知他可能活不下来了，所以我一刻也不能离开他。

在这段时间里，我的婆婆、公公和瓦珥完全接手了照顾孩子们的事情。我基本没有回过家，而是全心全意地待在巴特医院。虽然这是一段对我来说非常悲痛的时光，但我很惭愧地承认，这同时也是一种完全的解脱，因为我可以离开家里的环境这么长时间。每次回家时，我觉得自己像个客人，可以给孩子们一个拥抱和亲吻，然后再次离开。

我知道她们得到了很好的照料，祖父母和瓦珥都非常疼爱她们，没有我她们一样也可以非常幸福地生活。这是我的出路。我可以跟继母待在一起，一个小时又一个小时。她可以倾听我，理解我，给我出主意。我们会因为爸爸一起哭上几个小时。我所有的情绪都在这个阶段浮出水面。我会哭一整天，然后回家，再哭一整夜。到最后我也不知道自己在哭什么了，但这是我所有压抑情绪的出口。

罗似乎可以明白我对父亲的病感受有多糟糕，所以给了我很多希望和鼓励。他尽可能多地待在医院陪我，坚信我爸爸会活下来的。他不能接受其他的可能性。我希望爸爸能活过来，看看他的外孙、外孙女，为了继母活下来，为了我们活下来。他不能离开我们——我还太年轻了，不能没有父亲。

这也直击我的要害，我怎么可以想要把我的孩子们丢下，让她们失去妈妈呢？我在这儿哭着想要父亲活过来，而我最近却一直都在考虑想去死。我跑回家，对我的孩子付出真正的爱。我需要她们，她们也需要我。我需要帮助，我现在确信我可以得到帮助。

父亲慢慢地好起来了，我不需要在医院里待那么长时间了。我发现自己开始想跟孩子们待在一起了。我的医生转介我去看精神科医生，我每周都去见他。他让我长期服用抗抑郁药，花很长的时间听我倾诉，把我的整个生活都考虑进去。

这是一个漫长的过程，但我终于开始把自己生活的碎片重新拼凑了起来。精神科医生帮我重拾了一些信心，帮我再次建立了自信。他给我勇气，让我能跟罗一起坐下来，告诉他我真实的感受。可以跟这位医生谈，让我所有的愤怒和自我怀疑都浮出了水面。

在他的帮助下，我终于能够掌控自己的生活并一个接一个地解决自己的问题了。罗是第一步。简单说来，我告诉他，如果他对家庭还是表现得毫无兴趣，我就要离开这个家——带着塔莎。我再也不能接受家里变成两个阵营，我们都要为重新形成一个真正的家庭而努力。罗需要主动参与照顾小宝宝，给我一些时间跟乔治娜在一起。他似乎没有意识到一直以来在发生着什么，也没有意识到我对这种情况的感觉到底有多糟糕。他完全被我的反应震惊了，我的表达也让他感到了危险。

他真的没有意识到我当时病得有多严重。我继续接受精神科医生的治疗，罗开始对我的进展表现出很大的兴趣。他鼓励我继续去看医生，也开始在家里发挥更积极的作用。

伴着罗的支持与爱，我逐渐完全康复了。

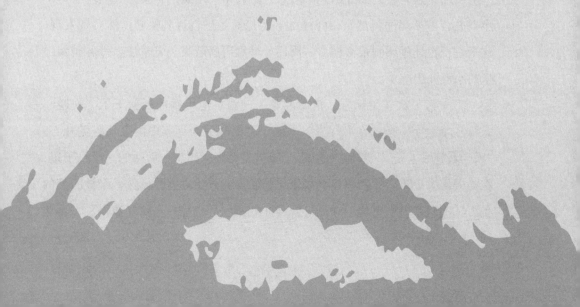

第 2 章

**罗斯玛丽：金领到全职的转换**

罗斯玛丽（Rosemary）在 25 岁结婚后便辞去了在英国的大学讲师的工作，跟丈夫一起搬到了瑞士。事业对她来说很重要，但是因为学术结构不同，她很难在瑞士找到一份体面的工作，她意识到，自己只能做一些有偿的研究工作了。

罗斯玛丽使用避孕环来避孕，这让她患上了特别痛苦的盆腔感染。她最开始看的两位医生都冷冰冰地告诉她，她很可能因此导致终生不孕。第 3 位医生安排她住院两周，用尽一切办法保住了一根输卵管。这位医生还强烈建议她马上要孩子，因为她越年轻，机会就越大。罗斯玛丽很快就怀孕了，她很开心。在怀孕期间她没有遇到任何问题。她和丈夫参加了婴儿养育的课程，但课程内容仅限于如何给婴儿换尿布和洗澡。分娩的大日子来临了，罗斯玛丽承认，对于她即将要经历的这个完全陌生的事情，她真的特别紧张。这是她第一次意识到，自己跟丈夫是那么不同的两个人。在这之前，他们都是专家，教育背景都非常类似，而现在她要去做的，却是地地道道女人的事情。

分娩的过程是痛苦的，但一个可爱的小女孩由此诞生到了这个世界上。罗斯玛丽回忆说，自己第一次将她抱在臂弯里，是那么意义非凡的体验——也许是她生命中最美妙的时刻之一。她很开心丈夫在场，因为他是她整个生产过程中唯一让她感到熟悉的部分了。

从那时起，一切都开始走下坡路。尽管第一个瞬间很美妙，但对于这个小婴儿，罗斯玛丽仍然觉得怪怪的。她想对她进行母乳喂养，然后她发现，这个过程也让她感到很奇怪。一周后，她患着膀胱炎、发着烧、带着她新出生的小女儿出院了。

丈夫为了欢迎她回家，精心准备了一番：他用锡箔纸剪下了"欢迎回家"几个大字，摆放在大厅里。他对于罗斯玛丽回到家中由衷地感觉开心。"因为我还发着烧，"罗斯玛丽说，"所以需要卧床休息，后面的一段日子里，在丈夫回去上班后，我妈妈会来家里帮忙。我开始觉得自己像一个被囚禁的犯人，而且我整整低烧了 3 周。我像小奶猫一样虚弱——就好像得了一场非常严重的流感。然而，我还需要每天晚上起来一到两次，给小宝宝喂奶。她可不像书里说的那样安静，而是在夜晚变得特别活跃和清醒。不幸的是，我是一个很难入睡的人，也不太容易小睡一会儿，所以我变得极度缺乏睡眠。我记得每个夜晚我都非常害怕。我丈夫拒绝在晚上做任何事情，他的理由是他第二天白天还要工作。"罗斯玛丽面对的另一个问题是，严重的盗汗（这显然是激素变化的自然结果）。

"我感觉很糟糕，看起来也很糟糕，我的自尊心跌入谷底，我觉得自己像一个囚犯，我完全不懂自己做了什么才让自己受到这样的惩罚。"

"我该怎么描述做妈妈的第一年呢？恐怕我能写上一百页，还是依旧没法讲清楚它到底是什么样子的。从心理层面上，我花了两年半的时间来适应成为一个妈妈，在那段时期的大部分时间里，我都饱受抑郁的折磨，但最后，仅仅 3 个月的咨询就帮我从中痊愈了。"

自从她的女儿出生以后，罗斯玛丽再也没有感受到过安心。"我觉得挫败、低落、感觉被困住了。我经常哭，除了被婴儿吵醒，我自己经常在睡了5 小时以后就醒来，然后便再也无法入睡。"

"特别是，我觉得我失去了自己。结婚前，我生活在自己的国家，周围都是自己的朋友，我有着很棒的资历和出色的工作。而现在，我背井离乡，来到一个陌生的文化中，语言几乎不通，我觉得自己成了一个毫无魅力、又失业的家庭主妇。我在丈夫同事们的眼里不过是'一个老婆'，而我的丈夫也感到很沮丧，因为他不能理解我到底怎么了。为什么我没有像妈妈们本应该成为的那样，快乐而容光焕发呢？我们的性生活也几乎为零，我完全不想做爱——很显然这也是激素变化的自然结果。但除了激素的影响之外，还因为我觉得很不开心，我对丈夫感到怨恨，因为他的身份认同几乎毫无变化，而他完全没有试着站在我的立场上考虑过。"

罗斯玛丽没有感受到跟宝宝之间很强烈的亲密感。"她很漂亮，但是我主要的感受是，被某种奇怪的东西困住了，让我无法继续自己原本正常的生活：在那之前，如果我想出去，我只需穿上外套就可以出门了。而当你有了一个小婴儿时，出门就变成了一整套操作：准备婴儿车（第一周我是把她放在育儿袋里抱着出门的，但是后来她越来越重了），带着备用的尿布、清洁工具、备用衣服等。这是因为小婴儿经常吐，而且他们排泄时，经常噗的一声，把衣服也弄得一团糟。"

罗斯玛丽不得不面对的另一个问题是，在外面给女儿喂母乳。"尽管到处都在鼓励母乳喂养，但是又不允许在公共场合这么做；所以，要么你就甘心成为一个囚犯被困在家里，要么出门去，你就只能在某个餐馆臭气熏天的厕所里喂奶。哦，我还要加一个我遇到的问题，我的两个宝宝（是的，她还有一个宝宝）都有严重的湿疹，无论我尝试哪种材质的一次性尿布都不行。所以我只能用布料的尿布，在瑞士，这种尿布是由 3 层纱布折叠几次组成的。所以我觉得自己大部分的生命都用来洗尿布和晾尿布了，整套公寓看起来就像一间洗衣房。我不是一个很居家的人，所以这样过了几个月以后，我简直要疯了。"幸好罗斯玛丽请了一位保洁女工，每周来帮忙一次，帮她打扫屋子、熨衣服。然而，她极度渴望可以定期不带宝宝出门。"为了让我更'开心'一点，我的小宝贝开始疯狂地长疹子，并且在她 5 个月大开始添加辅食以后，她的体重就不再增加了。"

"医生们都对此束手无措，有位专家竟然胆敢说这只是因为她是我的第一个孩子，所以我过于担心了。我 8 个月的小宝宝瘦得几乎皮包骨，虚弱、浑身通红，他却说我是过于担心了？我开始一个个地排查，是哪种食物导致了孩子出疹子。我最后一个排查的是牛奶，3 天内她的皮疹都消失了，也终于开始增长体重了。我告诉医生，我找到了原因，但是他说这不可能，因为对牛奶过敏的婴儿会吐，但是我的宝宝并没有表现出这个症状。我很高兴，我没有理他的话，然后我的宝宝痊愈了。很多年以后，事实证明我是正确的——测试显示她对牛奶严重过敏，永远不能喝牛奶，也不能吃奶酪等含乳制品。"

尽管罗斯玛丽仍然在哺乳期，但她已经怀上了第二个孩子，一个儿子，在她的女儿 7 个月大的时候。"据书上说，同时怀孕和哺乳是可以的。我就这样做了 6 个星期，而那段时间里，我一直感到疲惫不堪。"

"第二次怀孕期间也没有什么大问题，但是我整个孕期都一直觉得非常疲惫，我的小儿子在最后几个月要比女儿当年更重些。而且，这次怀孕的最后几个月我还得了念珠菌性阴道炎，这显然也是激素变化带来的正常现象，但问题是接下来的 4 年我都没有痊愈。而这又反过来让我的膀胱炎经常性地发作，那真的非常痛苦。治疗膀胱炎需要用抗生素，而这又令阴道炎变得更加严重，就这样病情反复持续了很多年。医生们都很没用，而所谓的专家只是说，女人的生理构造让这些问题无法避免，对此做不了什么。最后，我是根据一位女士写的一本关于这个话题的书中给出的建议，摆脱了这种情况。"

当罗斯玛丽的儿子出生时，她还要同时应付一个蹒跚学步的幼儿。这段时期对于罗斯玛丽而言是最糟糕的一个阶段。"所有生活秩序都走到了尽头。你需要无时无刻地看着他们，以防他们把自己搞死！他们把所有东西都塞进嘴里，把自己和所有的东西上都弄满泥土和食物，用尽全力把所有东西都弄坏，并用定期规律的练嗓子来回报你的辛劳，他们大声尖叫着想要看看自己是否能比歌剧演员声音更响亮！当然，毫无疑问，结局绝对是他们赢了。而在咖啡厅或商店撒泼打滚就更是家常便饭了。"

罗斯玛丽莫名地觉得跟儿子的情感联结要比跟女儿更亲密。"也许只是因为我们都需要一些时间来适应妈妈这个角色吧。然而，他出生的时候，我精疲力竭。每天晚上他确实会在我喂完奶之后很快就进入梦乡，但是我自己却睡不着。"

"当时的情况是如此令人绝望，我觉得自己已经扛不住了。我变得很迟钝。为帮助睡眠，我开始服用安眠药并对它上了瘾，我咨询了一位全科医生，想要了解如何可以摆脱成瘾。同时，我告诉医生我感到很低落，从孩子出生以后，我就一直对生活感到很不满意。但他只是告诉我，我不应该生孩子，然后给我开了一些抗抑郁药，这些抗抑郁药让我感觉更糟糕了，也让我病得更严重了。所以我就没有再继续吃药。"

当儿子 3 个月大时，罗斯玛丽觉得自己再也不能忍受这样的生活了，她就是需要马上逃开这种生活。"我计划去希腊，我祖母住在那里。那个晚上，当我宣布自己要从明天起离开一周的时候，丈夫非常惊讶。如果我能把两个孩子都留在瑞士，我一定会这么做。但是我的儿子还在吃母乳，所以我不得不带上他一起。毫无疑问，生活环境的变化让我感觉好了一些，尽管很不幸，我在那边又一次患上了乳房感染，睡眠也完全没有变好。"

在这件事发生大概两个月后，罗斯玛丽的丈夫又被调回了伦敦。"我对此感到很开心，我们在儿子 8 个月的时候搬了过去。然而，因为是要回到我的家乡，我丈夫希望我能够承担一切，包括找房子和其他安排。正常来讲，这并不会多么困难，但是在我经历了抑郁和精疲力竭的那段日子之后，我做得很糟糕，犯了各种错误。直到今天我丈夫也不明白为什么。他也体验到适应一个新国家的困难，但是跟我在瑞士的情况并不一样，他在伦敦有一份稳定的工作，而且他周围都是他的瑞士同事。"

"然而，他把他的不安全感发泄在我身上，他摆出一副房子主人的样子，总是抱怨家务做得不对，东西买得不对。我开始怕他，尽管除了他暴躁的脾气和那些愤怒的抱怨之外，其实也没什么可怕的。我抑郁的情绪更加严重了，我看起来苍白、疲惫、毫无吸引力。我的孩子们真的让人精疲力竭——他们两个都非常活泼、非常吵闹，且总是搞得非常乱七八糟。我的生活变成了一场与混乱持续不断的较量，就好像我的生活是一只有生命的怪兽。很不幸的是，我天生是一个非常干净整洁的人，杂乱无章会让我非常抓狂。而我的丈夫，完全可以在一片混乱中读自己的报纸，把这一切完全关在脑子外面。"

"要照顾一个婴儿和一个幼儿（两个人都穿着布料的尿布），我需要每天从早 7 点到晚 11 点，几乎不停歇地工作。讽刺的是，这个世界把这称之为

'不工作'，而把一个人每周到办公室里工作35 ~ 40个小时称之为'工作'。"

罗斯玛丽在瑞士的时候交了一个朋友，一名加拿大女性，跟她年纪相仿，也有年幼的孩子。"如果没有她，我想我熬不过那段时间的，她给了我其他人都没能给过我的精神支持。这个朋友当时在攻读硕士学位，这也招致了大家对她的不满。在瑞士，如果你有孩子，大家就会坚定地期待你做一名家庭主妇，你的任何资历对此都是无关紧要的。也是她建议我找一个可以长期一起生活的人来帮忙，这可以让我有更多的自由，我按她的话去做了。我的丈夫帮我找到了'这个人'，但是这个人是他的亲戚，她也并不认可我想要有自己的时间的愿望。然而，她的到来确实对我有所帮助，相当于家里多了一位家庭主妇，尽管她不像真的家庭主妇那样，因为她会得到报酬，晚上和周末也不用工作。"

罗斯玛丽可以坦诚地承认，最初有孩子的那几年是她一生中最糟糕的时光。"我现在开始做出一些改变来改善这种情况了。我还查了电话簿，找到了一个为女性提供咨询的机构。仅仅是规律地跟一个能理解我的女人谈话，就在 3 个月的时间里，治好了我的抑郁。"

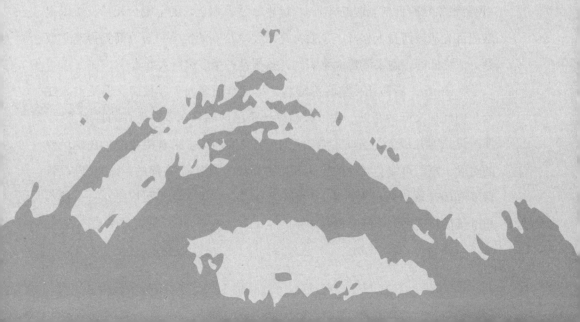

第 3 章

# 简：从单身到妈妈的跳跃

简（Jane）和保罗（Paul）约会才几个月，简就怀上了第一个孩子黛西。尽管是意外怀孕，但简毫不犹豫地留下了这个孩子，实际上，她对此非常激动。

为简做孕检的医生误以为她不想留下这个孩子，因为那时候她正在学习护理课程。怀孕 10 周时，她有轻微的出血，于是她非常担心自己会流产。还是那个愚蠢的医生告诉简，很多女人都会在怀孕的早期阶段流产的，这引发了她很大的焦虑。

因为在学习护理课程，所以简和保罗在医院护士之家有一个房间可以用来居住。但是如果生孩子，他们就不能继续住在那里了。他们在找房子方面遇到了问题，但是在黛西出生的 3 周前，他们终于设法凑齐了足够的钱，在 8 千米外租了一间公寓。这意味着简跟在怀孕期间认识的朋友们都失去了联系，而且由于忙着搬家，她也没有时间结交新的朋友。

搬家又带来了更多的焦虑。

黛西比预产期提前几天出生了，分娩的过程比较轻松。但是在黛西出生后的几个小时内，简就陷入一种深深的绝望状态里，住院的那 3 天她都觉得极度不开心。之后，她带着黛西回到了家，但是在医院时，她的母乳喂养就一直有问题。虽然这些问题很快都被解决了，但是它们依旧让简非常担心。"我会想象黛西日渐衰弱的样子。"她也非常害怕自己的宝宝会死掉，所以很难把目光从黛西身上移开。黛西又是个要求很高的宝宝，所以简觉得非常疲惫，情绪低落，她很清楚地意识到，孩子是一个多么巨大的责任。

"一开始，黛西几乎整晚都醒着，尽管很多人来看我们，但是没人能给我们任何实际的帮助。我可以精确地指出抑郁是在哪一天真的打倒了我。那时候黛西几周大，亲戚带着自己 16 个月大的孩子来看望我们。在她玩耍的时候，黛西可能会死掉的想法开始占据我的脑海。"在简的亲戚离开以后，保罗和简带着黛西出去散步。"我一直在哭，希望一切都可以结束——我不想继续活在这种可怕的恐惧之中了。"

因为黛西会死掉的想法占据着简的脑海，所以她已经好几个月无法享受拥有黛西的生活了。她回忆不起来她是一个小婴儿时候的样子，因为最初的几个月在她记忆中完全模糊了。她很害怕单独跟黛西待在一起，而保罗将此误解为她需要陪伴和帮助。实际上，简害怕的是她自己会对孩子做些什么。

在她的护士培训中，她遇到过患有产后抑郁症的女人，简察觉到了自己的症状。在黛西出生几天后她就察觉到自己在经历产后抑郁症。简跟孩子们一起工作很多年了，也一直想要一个自己的孩子，简从来没想过自己可能会抑郁，而且她觉得除了保罗之外，似乎没人意识到她病得这么严重。她对黛西感到非常焦虑，但当她对助产士提到这些时，助产士却对此不屑一顾。这让简觉得很难跟她讨论自己的恐惧。她的健康顾问对此也完全缺乏觉知，也没有识别出那些简可能已经患上产后抑郁症的早期征兆。

简对黛西的担心已经变得非常具有强迫性了。她每周都会带黛西去称体重——一部分是为了确保她是健康的，一部分也是想要逃开待在家里的孤独。她最大的担心是黛西可能会猝死。

"当我向一位助产士提起这个状态时，她给了我一张如何防止产后抑郁的宣传页。实际上在这个阶段，我的担心已经非常不合理了，我在想，如果我看了这个宣传页，然后我再碰黛西，她就会死去。为了阻止这样的事发生，为了'打破这个咒语'，我不得不反复洗手。这种'奇怪的想法'持续了好几个月，在不同的事情上都会发生。"

而简的健康顾问似乎从来没有注意到她的焦虑。这使她更加困惑，因为她无法理解，怎么会自己觉得如此糟糕，却没有人可以看得出来。

"我太怕黛西会死掉了，所以我想，我跟她的关系越淡然，失去她时，我的痛苦就会越少。我只在真的必要时才跟她接触。我选择对她进行母乳喂养（我觉得这似乎会保护她对抗猝死），所以在喂奶时我要接触她，除此之外，如果保罗在家，我会把黛西的一切都交给保罗去做。我为她做每一件事情，都不跟她产生眼神接触，也不跟她说话。我常常看着她睡觉，有时，有那么一瞬间，我会想象她已经停止呼吸了。这是我唯一感到轻松的时候，因为这意味着过去数月、数年的担忧恐惧都结束了，这让我感到宽慰。很多时候，我甚至想过把她闷死，这不仅仅是想要让自己不再感到绝望，还因为我觉得，如果是我杀死她，我就能控制她死亡的方式，不让她受苦。"

在最初的这些日子里，简几乎没有得到任何实质性的帮助和支持，她对任何东西都没有兴趣。她感觉到彻头彻尾的麻木，陷入特别可怕的"痛苦"和对黛西的绝望感之中。"除了我主要的焦虑症状（持续了大概两年）之外，我还患有强迫症——存在'神奇思维和强迫思维'。当我看到或听到任何东西时，我都觉得这可能会'污染了'黛西，我需要在看到或接触黛西之前，把自己洗干净。即使到了现在，3 年过去了，有些时候我依然要去跟这些想法做斗争。然而，它们不再占据我的生活了，我现在不打算避开报纸、电视和其他以前我会觉得'有危险'的东西或地方了。"

产后抑郁症的另一个常见症状是，变得完全缺乏性欲。简坦言，直到现在，她和保罗的性关系还没有恢复到生孩子之前的状态，但是她承认，现在是因为拥有一个家庭的那些疲倦、缺乏隐私、缺少机会这些现实情况对此造成的影响更大了。

简抑郁的程度几个月来都没有被他人注意到。"尽管我知道自己不太好，但与其他人在一起时，我可以掩饰自己的糟糕情况。就连保罗都没有意识到我的病有多严重。"这种状况持续到黛西 6 个月大的时候，那时，简的医生推荐她到伯明翰伊丽莎白女王精神病专科医院母婴科的布罗金顿教授那里去看看，而她在黛西 8 个月大的时候，才第一次去那里看了病。"我参加了一个焦虑管理团体，医生给我开了'丙咪嗪'。虽然我对于药物治疗有些存疑，但是到这个阶段，我已经准备好尝试任何能够帮助我恢复的方法了。几个星期后，我才感到有了一些改善，但是，慢慢地，在保罗和医院的支持下，我开始觉得越来越有能力去应对现实情况了。在这段时间里，社区精神科护士开始到家里探望我。"

就在简刚刚开始好转的时候，她发现自己又怀上了第二个孩子——雅各布。那时候黛西 14 个月大，尽管时机并不理想，简还是想要这个孩子。"孕期的大部分时候，我的心情都在持续改善，我也一直规律性去医院，社区精神科护士也一直来看我。但在怀孕后期，我又变得很焦虑了。"

雅各布在一个短暂而轻松的分娩中出生了。孩子出生后 10 个小时内简就回家了。"最初事情进展得很顺利，黛西很喜欢她的小弟弟。"然而，简的抑郁症又复发了。社区精神科护士开始更频繁地来家里，简也开始接受医院母婴科的日间服务了。医生给她开了剂量很高的丙咪嗪，但是她依然觉得在雅各布出生后的最初几个月是非常艰难的。

"事情没有像黛西出生时那么糟糕，但还是有很多事情我觉得没法应对，或者说我没法跟雅各布互动和保持亲密。因为我已经在接受药物治疗了，所以我更能够安抚自己的担心。我记得我觉得自己很糟糕，因为当雅各布很痛苦的时候，如我给他换尿布时，我知道我应该柔声细语地安抚他，但是我真的不想理他。在大家的支持帮助下，我被鼓励去更多地面对他，即使这些事情对我来说很不容易。当我开始对雅各布产生那种对黛西有过的担心害怕的感受时，医院的工作人员帮我一起处理这些感受。"

"另一个问题是我很讨厌白天家里没有其他人的陪伴，当我单独跟两个孩子在一起时，我总是害怕自己会对他们做些什么。当保罗离家去工作时，我感受到的不是怨恨而是恐惧——当他跟我在一起时，那些病态的想法虽然并没有停止，但是他在场会让我感到安心。当保罗离开去上班以后，我唯一想的就是，要撑到他回来。"简觉得跟真实的世界完全断绝了联系。"我跟之前的朋友和同事都隔绝了，在我住的地方，我不认识任何人，因为我的强迫症，我完全没办法读书或看电视。我跟保罗没有任何社交生活——我没法享受跟孩子们在一起的时光，却也没法忍受离开他们。"

"我的自我形象已经不复存在了。在短短一年的时间里，我从一个快乐的单身女人，变成了一个焦虑的孕妇，然后又变成了一个连自己和孩子都照顾不好的妈妈。我对于自己不是一个好妈妈的事感到很内疚，我向保罗哭诉，觉得自己简直一无是处，我甚至没法成为一个称职的妈妈。我很难跟孩子们产生亲密感，但是我真的很爱他们。我只是不想太依恋他们，因为我十分确定地感觉到他们会死掉。"

简想要从那种可怕的绝望中解脱出来，她一度认为，能逃脱这种处境的唯一方法就是，她自己死掉，或者孩子死掉。但是，在药物和家人的帮助下，她走过了那段艰难的日子。她能享受跟孩子们在一起的时光，可以规划和展望未来的日子。最重要的是，作为一个妈妈，她感到很满足。

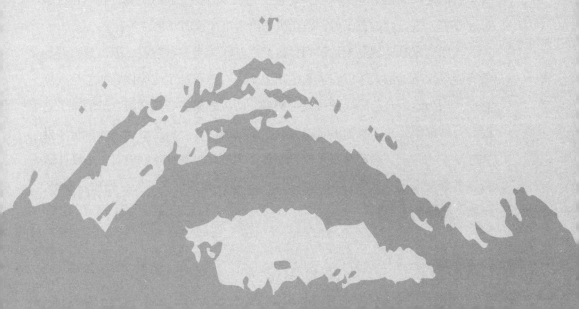

第 4 章

# 朱莉：自由宁静的生活被抑郁内疚取代

在生孩子之前，朱莉（Julie）和迈克尔（Michael）的社交生活相当平静，但他们喜欢出去吃饭、度假，喜欢相互依偎着一边看一部好电影，一边享用巧克力和葡萄酒，他们基本上可以随心所欲地做任何自己想做的事。

朱莉是一名就业服务机构的员工，工作内容是帮助年轻人找到工作，这份工作让她非常有成就感和满足感。朱莉和迈克尔之间的关系非常亲密——他们常常聊天，有很多的接吻、拥抱，性生活也很健康。朱莉想要一个孩子，并且她特别想要有个女儿。她很快、很轻松地说服了迈克尔，他们对此都感到心花怒放。

朱莉在怀孕期间一直反应强烈，直到第 4 个月才好起来，但她一直坚持工作，直到预产期前 6 周才停下来。她一直都认为，自己会在休完带薪产假以后就回去做全职工作。随着分娩时间的临近，她开始感到十分抑郁。在预产期的一周前，她因为子痫前期的症状入院治疗。

第二天，朱莉接受了引产，因为分娩的进程太慢，她历经了无数个助产士之手，因为助产士们是轮流值班的。因为子痫前期和随之而来的高血压，她接受了硬脊膜外麻醉（用来帮助降低血压），而事后看来，这是非常正确的决定。好几个小时以后，她非常期待的宝贝萨拉出生了。

朱莉在医院里的时候就开始感到抑郁了。她决定用奶瓶喂养萨拉，并且对自己的这一决定十分坚持，为此她受到了来自护士们的质疑，她们建议她母乳喂养，这让她很有压力。她在孩子出生第 5 天时，出院了。

当回到家时，她立刻意识到，虽然离开医院是一种解脱，但也意味着她没有能寻求帮助的人了。在朱莉的想象中，有孩子的生活应该是非常令人满意的。因为她跟自己妈妈的关系很糟糕，所以她希望有机会跟自己的孩子之间"一切都很好"。"我知道一定会有很艰难的时候，但是也知道会有很多爱和分享。实际上，确实有很多爱，但是，我绝对没有准备好面对一个婴儿所带来的那些辛苦，当自己不再是中心时，我体验到许多不安、挫败、愤怒、不满、恐惧和责任。"

丈夫迈克尔回去工作了，我现在意识到，照顾一个新生儿是多么劳累和充满束缚。"仅仅是想找一个洗澡的时间，都需要战略性地进行组织筹谋。"她的婆婆，朱莉叫她"妈妈"，人非常好，她每天都会过来，以便能照顾孙女，也让朱莉能休息一下。"记得有一次我得了重感冒，感到精力完全被耗尽了。萨拉正在捣蛋（当然她太小了，她并不是故意的），但是我觉得自己没法应付了。'妈妈，'我哽咽着打电话，'我感觉很不好，萨拉一直在哭，我不知道她想要什么，帮帮我！'"尽职的奶奶很快就赶来，把朱莉扶上床，推着萨拉离开了，好让这个浑身湿透的、不称职的妈妈能独自休息一会儿。

朱莉大部分的时间都觉得很累，而且她觉得这段时间自己要做的所有事，就是给婴儿喂奶、清理呕吐物、换尿布。"晚上就更累了，尽管我和迈克尔有一个很好的轮班制度，但是萨拉是睡在我们的房间里的，所以即使是轮到迈克尔去喂奶，我还是会被吵醒。"朱莉觉得自己希望保持房间干干净净的同时还要照顾好萨拉是一个错误，现在看来这么做简直是很蠢。

"我近乎强迫性地洗衣服、打扫房间。我甚至在深夜 11 点也没办法忽略凳子上皱巴巴的一堆脏衣服。"迈克尔觉得她已经完全疯了，而这种不理解，让她感到更加疲倦和暴躁。"直到几个月后，我才意识到，我这些疯狂的表现，其实正是产后抑郁症患者的常见症状。"

在萨拉刚出生的那几周，朱莉确实对她感到很亲近，因为她真的是个很好带的小宝宝。尽管朱莉对于迈克尔去上班没有任何不满，但是他回家以后，朱莉会很想跟他换班照顾孩子。"这个可怜的小宝宝，被我们频繁地轮班照顾。我确实很爱她，可我也很需要休息，但为什么我还是觉得这么内疚呢？迈克尔完全被他新出生的小女儿迷住了，他很快、很好地适应了爸爸的角色，这对我帮助很大。我太爱萨拉了，爱到有时候会很痛苦。因为我跟自己的妈妈相处得不是很好，我们现在已经完全断绝联系了，所以我很希望我跟自己女儿的关系可以是不一样的。现在我意识到，这是我犯的另一个错误——我一直尝试去做一个'超级妈妈'，结果却因为做不到我给自己设定的目标，而成了一个非常挫败和内疚的妈妈。"

当朱莉意识到再也没有什么说走就走的旅行时，这对她而言又是一次不小的打击，如果不准备两个小时，收拾一个塞得满满当当的大背包，就甭想出门。"要做这个决定、那个决定，带一张毯子还是两张毯子，戴帽子还是不戴帽子，不断看时间，计算下次喂奶的时间，要带足够多的尿布、围嘴、备用衣物、安抚奶嘴，如此等等。而所有这些准备，只是为了去一趟附近的商店！对我们俩来说，要准备好出门一趟真的太难了，这真的快让我这个当妈的疯掉了。"出门对于她们母女都是有好处的，但是朱莉变得害怕出门，或者说没兴趣出门了。这是另一个抑郁开始的明显信号，但是她并不知道。

"自由，那是什么？噢，我记得，那是花半个小时洗澡的感觉！如果小宝宝能像袋鼠一样，待在育儿袋里就好了，反正他们无论如何也是一整天都黏着你。至于我们的社交生活——随着小婴儿的来临，这部分倒是升级了，我们确实有一些已经有孩子的朋友们，现在我们可以加入这个精英俱乐部了，之前我们可是没资格参加的。"

朱莉发现在家带孩子和上班是非常不同的。当她去看望同事时，却看到自己的工位上坐着"临时工"，这让她觉得有些不爽。"那些说'好希望我也可以休产假，可以清闲那么多月'这种话的人，真的让我很愤怒。他们真的认为我整天无所事事吗？至少他们有一个小时的午休时间，还能从工作中得到一些脑力刺激。"

到了这个阶段，她的自我形象已经非常低了。"我觉得自己又肥又胖，但这样我的奶才够萨拉吃——生活真的很不公平！"

朱莉大部分的时间都感到很内疚。"每次我朝哭闹的萨拉大吼大叫后，我都会皱着眉头自己也哭起来，我就是觉得太内疚了。我太想做一个完美的妈妈了，在我的期待中，我不该是自己这样的妈妈，但我就是做不到。是的，我要承认这一点（坦言这一点也许会让其他妈妈们感觉好一点），我有些时候真的想丢下一切不管了。"有时候，朱莉很想要有人能够告诉她，一切都会好起来的。"我想有时候我自己也回到了小孩子的状态，哭泣、发脾气、生闷气、唉声叹气。"她跟一个朋友说了自己觉得做得不够好的感受，她觉得那个朋友比她应对得更好。"当我知道她跟我做了同样的事情时，我心头内疚的重压便卸下了一些。"

"我婆婆确实做得很棒，萨拉哭的时候她从来不会生气，还能够很快把萨拉安抚好，喂奶也喂得更好，这也把我往觉得自己不够好的路上推得更远了。但当有一次我跟别人聊天时，听说'奶奶'在她年轻的时候，对自己的两个儿子可没这么有耐心！"

"我开始并没有注意到我的情绪波动，即使有人指出来，我也会强烈地否认。我没有意识到，萨拉哭闹的时候我朝她如此大声地吼叫，我不愿意出门，跟丈夫吵架，不想起床，这一切都是因为我得了产后抑郁症。"

在那段时间里，朱莉觉得丈夫很疏远。他对萨拉非常关切，但朱莉对他有点不满，有一小段时间，朱莉觉得他爱的是这个孩子而不是她。"很显然当我在这种情绪中时，我跟迈克尔之间的关系是很紧张的，性生活也完全没有了，而且这对我的状态也没什么帮助。我的自我形象非常差——看到我就会想起松胖先生（Mr Blobby）①！看着《海滩游侠》（*Baywatch*）里面那些辣妹，对我的自尊也没有任何好处。我确实会找时间做头发、化妆，这些也确实让我看起来精神一些——我没有让萨拉被一个蓬头垢面的妈妈到处推着走。"

在萨拉 3 个月大的时候，朱莉需要回去工作了（这段时间萨拉是被朱莉的婆婆照顾的）。她的抑郁症状一直都在，但她并没有意识到。在恢复全职工作的几周后，情况开始恶化。"我完全不能应对任何压力了，我白天泪洒

---

① 松胖先生是英国广播公司电视台的一档娱乐节目诺埃尔周末娱乐秀（Noel's House Party）中的一个卡通形象，由英国漫画家查理·亚当斯所设计，是一个粉色布满黄色斑点的胖嘟嘟的卡通形象。他永远保持露齿大笑的表情，眼睛也总是一眨一眨的。他只会说一个词"blobby"，但能用不同的语调和重复来表达心情。——译者注

办公桌，晚上在家暴躁咆哮。迈克尔很快就失去了耐心，我被他强拉着去看了医生。这让我觉得自己不被爱，但实际上这正是他爱我的表现。"

朱莉的医生给她开了一些抗抑郁药，向她解释她患了产后抑郁症。"我以前读到过关于产后抑郁症的内容，但是我并未真正理解它是什么，但接下来，我马上就知道了。接下来的一周一切都很艰难。因为我的'病情'，我休了病假，但是依然要在迈克尔出去上班的时候照顾萨拉。我完全没法应对了。我完全无法享受跟我的小宝宝在一起的这些额外的时光，我非常惊恐。当萨拉哭的时候，我的头都要炸了。我只想让哭声停下来。我尝试了一切我能想到的办法，她却还是一直哭。"

"我只能加入她的行列，跟她一起号哭。我无法控制自己。那天晚上我上床睡觉前，我坐在那里把心脏都要哭出来了。心中有个声音在提醒着我，自己是一个多么糟糕的妈妈和妻子，萨拉还小，足以忘记我，迈克尔可以再找一个不这么糟糕的妻子。知道迈克尔就在楼下，我开始大把地吃药，流着泪把它们吞下去。我想死，这样，我自己感受到的那些痛苦，我给别人带来的那些痛苦，便都会停下来。无论有没有人相信，总之老天决定，那晚我还没到结束这一生的时候。当我被噩梦惊醒时，我意识到自己在做什么，并知道我不能死。我跑去厕所，想把那些药吐出来。我把手指伸到喉咙里，主动保持这个姿势，真不是一件容易的事，我绝对没办法把这作为一种爱好！到处都是我黏糊糊、湿漉漉的口水。迈克尔带着愤怒的声音走上楼，但实际上他是觉得担心和害怕。他要我给他一个解释。我就是没办法解释，我内心深处非常痛苦，痛苦到不能承受。看到他脸上滚落的眼泪，让我更加无法承受。但我能够看到，他和萨拉不想失去我。"

"医生很快赶来了，并且充满理解地倾听了我，之后给我加大了抗抑郁药的剂量，并把药给了迈克尔，让他按量给我服用。"朱莉现在意识到，自杀的企图和威胁可能是一种求救信号。"在那时候，我真的想要自杀成功，我不想再这样活下去了，但是潜意识里，这也许只是一种呼救。这件事情好的一面是，大家终于意识到，我不仅仅是'觉得厌烦'——我是真的无法应对了。"在这次发作之后，朱莉的婆婆决定白天把萨拉带走，可以让朱莉补补觉或做点任何能让她感觉好一些的事情。迈克尔则像鹰一样盯着她。

在药物带来的那些令人难受的副作用逐渐消失后，朱莉开始"冷静下来"。迈克尔在晚上承担了大部分照顾萨拉的工作。"他真的太棒了！我开始觉得更加喜欢萨拉了，爱上她的第一个微笑，爱上她好奇地抓来抓去的手指！不过，在某些方面我还是觉得不对劲。我觉得我应该更加爱她，但是我并没有，并且我那一年多一直在吃药。如果我没有迈克尔这么好的伴侣会怎么样？那肯定会是完全不同的故事了。我朝萨拉大喊大叫了很多次，但幸运的是，我大部分的攻击都转向了自己。每次月经之前，对我来说都是特别可怕的日子，我的产后抑郁症在那段时间里好像也会恶化。"

在休假一个月后，朱莉决定回去工作了，因为奶奶自愿提出她可以照顾萨拉。"对于我要回去全职工作这件事，我感到有点生气，但是我也知道，即使家里资金充裕，我也不可能一直待在家里。"

第 5 章

# 皮帕：不惑之年的考验

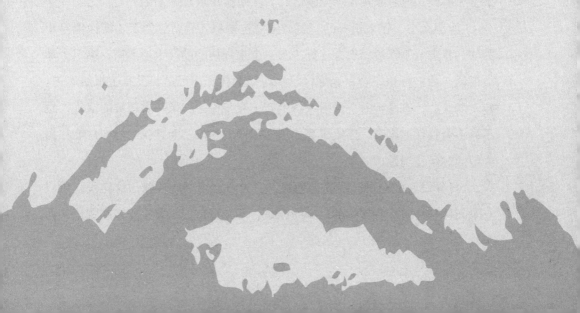

皮帕（Pippa）和约翰（John）结婚 13 年了。约翰很想要孩子，但是皮帕不想要。她想要快乐的生活，觉得自己并不需要孩子。他们是一对兴趣广泛的夫妻，看剧、出去吃饭、看录影带、吃巧克力，大部分的时间他们在一起都很舒服和开心。皮帕在一年前因为觉得压力太大而辞掉了自己在保险公司的工作，转而开始在当地市政委员会做一个兼职的护工。她很享受照顾老年人的工作，她的工作包括早晨帮老年人洗漱、穿衣服，然后给他们准备早饭，帮他们购物等。突如其来的怀孕让皮帕非常震惊。约翰虽然很开心，但也感到很惊讶。

因为皮帕已经 40 岁了，所以她很早就被从社区医生那里转介到了医院。她从怀孕 5 个月开始，就被要求卧床休息，因为她的阴道分泌物中带血并且比正常值要高。她在这个阶段就感到精疲力竭了。

皮帕经历了一场十分漫长和辛苦的分娩过程，但她最终生下了一个非常健康的小男孩，卡勒姆。生产之后，皮帕非常虚弱，出院之前她经历了可怕的疼痛和数次昏厥。5 天后，她出院回家了。"我一直听说人的生命是从 40 岁开始的，而我并没有意识到，他们是这个意思！"

因为皮帕和约翰的父母都去世了，其他的家人也都住在很远的地方，所以在皮帕回家以后，就只有约翰和一个邻居可以实实在在地帮得上忙。约翰请了 3 周假，他对照顾孩子充满信心。皮帕却并非如此。

"他那么小，扭来扭去的。怎么给他包襁褓才合适？怎么才能让他停止哭泣？我完全不知道怎么办才好。第一个来拜访的助产士还不错，第二个却很糟糕。我们性格不合。她好像已经应该退休了，但是并没有上报给雇主。她又老又胖，态度很差。最后来的助产士克莱伦，就像一缕新鲜的空气，她不只不会找任何麻烦，还给了我们很多很棒的建议，而且我们好像总能在需要她的时候找到她。"

"我并没有完全母乳喂养卡勒姆，白天时会用奶瓶喂养，这样我就可以有时间休息一下。我遇到的一个问题是，不知道该把小婴儿安置在哪里，而克莱伦给了我很好的建议，帮我解决了这个问题。总体上，我发现自己很难应对照顾孩子这件事，而且身边经常没有一个人能求助。我对此完全没有准备。我以为一切都会自然而然地发生——毕竟，我可是读了'育儿百科'的！卡勒姆每两个小时就要喂一次，一次要喂一个小时。我累得精疲力竭。房子里到处都是要洗的东西，我要花费 3 天甚至更久的时间才能搞定。我的精力只够我完成这些家务活儿，很多时候甚至连完成这些都不够。"

"这个阶段我并不是特别情绪化，而是感觉很麻木。在最初的几个月里，我完全不顾及自我形象，成天穿着睡衣，只在有空的时候洗个澡、洗洗头发。我甚至从来没照过镜子。"

皮帕跟卡勒姆之间没有立即产生亲密感。"直到卡勒姆七八个月的时候，我才真的能把'我爱你'说出口，才确实感受到这份爱。在那之前，这只是一句空话。我承担了照顾卡勒姆的责任，约翰只要有空就会帮忙。他一直在监督我有没有吃东西，因为我完全丧失了对食物的兴趣。除非把食物塞到我嘴里，我才会吃。"

皮帕回家两天后还在出血，而且出血的颜色很鲜艳，量也很大。助产士叫来了医生，医生说她的症状是产后出血。"我服用了抗生素和麦角新碱使我的子宫收缩，来排出残留的胞衣。尽管确实治好了，但是麦角新碱影响了我母乳的味道，让奶水变得很苦。卡勒姆想吃我的奶，但是又因为奶的味道而拒绝。所以那是非常令人沮丧的一个阶段。我感到很生气，气到最后已经麻木了，完全精疲力竭。"

一开始皮帕很难告诉健康顾问自己感觉有多糟。"一开始她给我的感觉很冷淡、很不友好。后来她完全变成了我的指路星。她把家里的号码都留给我了。我们的关系变得很好，她给了我很大的支持。"

除了一个邻居会偶尔来访，在皮帕出门遛狗的时候帮忙看护卡勒姆之外，皮帕没有任何其他的支持了。她一直处在非常疲惫的状态里。"尽管我已经非常烦躁易怒，但我并没有认为那是抑郁。我的情绪非常糟糕，我真的觉得我应付不来了。"

在卡勒姆大约 3 周大的时候，他不再像往常一样每次喂奶都会排便，而是完全不再排便了。"持续几天都是如此，我开始担心起来。那天晚上我给医生打了电话，他直接过来做了检查。医生认为卡勒姆可能患了肠梗阻，让我带他到伊丽莎白女王医院。医生还告诉我，要打包必要的东西，为住院做好准备。儿科医生正在急诊室等我们，他对卡勒姆进行了检查，认为他没什么问题。（母乳喂养的婴儿有时候会有这种情况。为什么从来没有人告诉过我这些呢？）卡勒姆还从一开始就患有疝气。我们带他去看了一个颅骨整骨医生，在大概治疗了四五次之后，他逐渐有所好转。每次治疗之间，我们也能够看到情况在改善。最开始卡勒姆可以好一会儿，然后情况又会急转直下。在第二次治疗之后，他好转状态持续的时间延长了一些，然后又会变差，但严重程度会有所减轻。随着每次治疗，发作的严重程度都在降低。他是在第 5 次治疗之后完全好起来的。这个治疗是真的有效。"

皮帕对于卡勒姆总是心怀内疚和担忧。"他的成长节奏是正常的吗？他吃的足够多吗？我给他的刺激够不够？抑或我会不会过度刺激他了？我会不会有些事情做得太多了？或者另一些事情做得太少了？真的太可怕了。"

"我开始觉得好想把卡勒姆甩掉，一走了之。我甚至想过我想逃去哪里，这让事情变得更糟糕，因为我知道我可以去哪里，这会让这种想法更有诱惑力。我需要一个与世隔绝的地方，在苏格兰一个我曾经到访过的地方。想去做一些我多年未做的事情，这样的念头竟然开始在我脑海里蔓延。我突然非常渴望再骑一骑马。那是一种自由的感觉，让风吹过我的头发，而不是总有个小屁孩挂在我的脖子上。"

"我经历了很严重的情绪波动，情绪低落、易怒烦躁、觉得恐慌。有时候，我觉得那种恐慌卡在我的喉咙里，让我一句话也说不出来。我真的不知道自己该怎么办。我对自己做的任何事情都没有信心。这个过程真的很艰难，我并没有准备好要孩子。直到现在，我都对此感到愤怒和不满。我应该在生卡勒姆之前了解一些信息的。但是没有人帮我为此做好准备。我一直在试图满足那些错误的期待。我本应该可以应对的。我却觉得那么不安、恐惧、无法胜任——为什么我就是应对不了呢？我在买东西的时候会看到其他妈妈们，她们看起来似乎都做得不错。而我觉得自己做得简直糟糕透了。很长一段时间，生活都度日如年，每一小时、每一分钟都是熬过去的。我会想，如果我撑过了这一小时，就会好起来了吧，然后再想，如果再撑过这个小时，约翰就回来了。如果我能再多撑过一个小时……一切会画上句号吧。过一天算一天吧。直到有一次，卡勒姆大哭，而我完全不知道该怎么办。"

那个晚上真的把皮帕吓坏了。当时，卡勒姆被喂饱之后躺在床上。他已经 4 个月大了，白天会喝两瓶用奶粉冲泡的牛奶，早晚会接受母乳喂养，所以每天睡前最后一件事情就是吃母乳（然后会在皮帕的怀抱里入睡）。

"那是晚上 9 点，我终于喂完奶，下楼去准备第二天的奶瓶，然后我通过婴儿监视器听到卡勒姆在尖声哭叫。我走上楼。看到他吐得很严重，这意味着我要换被子和所有的床上用品，我们床上的、他自己小床上的。他继续哭叫着，我把他放回到他自己的小床上，因为我不知道我还能做什么。我把他翻过身去时，察觉到自己有种冲动，即把他按到床垫里面去，让他停止哭泣。然后我意识到，我真的觉得手足无措了。他在 11 点半的时候终于睡着了，第二天早上他在惯常的时间醒来。"

"我给健康顾问打了电话，但是我很害怕告诉她到底发生了什么，因为我很担心他们会把孩子带走。她很快来到我家。我泪流满面，感到十分痛苦。她给我一本书，让我看看自己跟里面的情况有没有哪些是类似的——好吧，我觉得这本书就是在写我！约翰不能理解我到底怎么了。我就是很难做任何事情——做任何事情都觉得很艰难。珍妮（我的健康顾问）打电话给医院。我在那天又见了医生，第二天晚上，又去医院见了值班的精神科医生。"

"我已经到了无法正常入睡的地步，一直觉得卡勒姆会醒过来。如果我睡着了，而他动了一下，我便又会醒过来。"

"随着我减少母乳喂养，经前综合征随之而来了。真的太可怕了——我们之前把经前这段时间戏称为'乌七八糟周'。但是这次可不只那么简单了。这次我甚至无法好好讲话。我感到那么生气，就连一根针掉在地上，我都会大发雷霆。"

皮帕无法控制自己，开始担忧自己现在到底会做什么。"我觉得非常恐惧，也没办法应对照顾卡勒姆的各种事情。后来，有一个周末约翰要外出。我提前约好了一个朋友来陪我过那个周末，她23岁，之前做过保姆。不幸的是，她在周末的前一天打电话来放了我的鸽子。我本来非常期待她能过来陪我，也希望能从她那里得到一些建议。结果那个周末变成了我单独跟卡勒姆一起度过，对我来说，那简直就像一场耐力测试。当约翰回来时，我近乎完全崩溃了。我泪流满面、精疲力竭，虽然那时候我已经开始服用一些抗抑郁药，但药物还没有开始发挥作用。在那个阶段，我感觉更糟糕，也更加困惑了，这反而加重了我的症状。我真的受够了。在那个阶段，医生也在尝试针对经前综合征做一些治疗。我在经前10天服用孕激素，同时服用维生素B6。"

皮帕觉得针对经前综合征的治疗是有帮助的，这让她的情况缓解了很多。她还加入了一个产后抑郁症支持团体。"还有人也像我一样在经历着同样的痛苦，我不是唯一觉得自己一无是处的人，仅仅是知道这一点，就真的对我很有帮助了。我们给自己的团体起了个名字，叫溜溜球俱乐部。因为我们的情绪今天高涨一些，明天又会低落下来。"

在最初的这些日子里，皮帕确实很后悔生了这个孩子。"我过去常常想知道我到底做了什么。他是一个意料之外的孩子，并不在计划之内，而我时不时会有想把他扔出窗外的冲动。他完全控制了我的生活，因为他总是知道自己想要什么，并且不停地在要，很难安静地坐着。我们专门给他弄了一片游戏区，但是他从来没有用过。给他换尿布也很艰难，我要追着他满屋子跑！我的自我形象糟糕透了——很胖，而且已经40多岁了！我不再喜欢自己。不喜欢过去的自己，也不喜欢现在的自己——我甚至不确定我到底是谁了。"

随着时间的推移，尤其是当卡勒姆开始能够回应皮帕之后，她觉得生活变得轻松一些了。"我开始能够越来越多地感受到与他的亲密感，他的生活习惯也逐渐养成了。虽然白天基本无处可以社交，但是我开始尝试时不时地见一些朋友。我依然不是很自信，依然没有什么让我感到兴奋，但我也不再觉得那么无聊了。我真的不知道还有什么会让我感到兴奋了。我还是对自己在做的事情很没把握，就好像在一个黑暗的房间里工作，我只能到处摸索。我常常在想，真的会有哪一天我能变得有把握吗？因为卡勒姆的每个阶段都是很不一样的。这个时候我已经跟卡勒姆有较强的情感联结了。他举起小胳膊让我抱抱时，真的很可爱。而他第一次抱紧我的感觉，让一切都变得不同了。"

你们还会再要孩子吗？"这就要看上帝的旨意了。也许，我们会再要一个孩子。"

后来，皮帕和约翰又生了一个小女孩，这一次她没有经历产后抑郁症。

第 6 章

# 劳拉：外向活跃到产后精神病

在过了 3 年幸福的婚姻生活后，拉塞尔（Russell）和劳拉（Laura）决定生个孩子。拉塞尔有一份薪水不错又稳定的工作。劳拉在社会服务机构做全职工作。他们的社交生活活跃而美好。劳拉性格开朗、外向、自信，在生孩子之前，她对业余戏剧表演和各种各样的志愿活动很感兴趣。

劳拉很快就怀孕了，他们对此特别开心，并开始不遗余力地学习，阅读了大量育儿和母乳喂养方面的书。劳拉喜欢怀孕的过程，怀孕期间大部分时候她都感觉很好。她在预产期前的 3 周内，因为子痫前期被送进医院。她和胎儿的心率都需要实时监测，每个小时劳拉还需测量一次血压。在后来的两天里，她被引产了两次，接受了无数痛苦的体内检查。

她询问一个护士到底怎么回事，结果那个不太会说话的护士说："做这些都是为了确保你和孩子不会死。"

劳拉需要接受紧急剖腹产手术。她的女儿汉娜健康地诞生了。"当我从全身麻醉中醒来时，我觉得世界变得不太一样了。因为手术的缘故，第一天医生不允许我抱着汉娜。而当我可以抱她的时候，我感觉不到她是属于我的。我有一种可怕的冲动，即想要站起来跑出去。"

劳拉在住院期间经历了很严重的抑郁情绪，但在事后看来，她意识到，那其实是怀孕前的很多压力因素直接影响了她产后的情绪。

她和汉娜出院回到了家里。"拉塞尔很棒。他似乎总是知道该做什么，什么时候做。就连医院里的护士们都感叹，他做起爸爸来是如此轻松。因为我感到想逃开，觉得很疏离，拉塞尔的状态对我来说是一种很好的解脱。"劳拉强调，如果没有拉塞尔一直以来的鼓励和支持，她不会成为今天的自己。

"当我回到家时，我的家人和朋友们都已经来了，他们帮我整理厨房、打理我的家和我的生活，这对我来说太陌生了。任何了解我的人都知道，我从来都是依靠自己的。我一直以来都是朋友和家人的支柱，很难想象我需要别人的支持。我没有料到自己无法体会到母爱的感觉。我对此非常内疚，这也是我会跌入产后抑郁谷底的诱发因素。我认为，家人都会觉得我做妈妈的能力非常强，以至于我连向自己承认这一点都很难做到。"

"一切都是为了确保小婴儿得到最好的照料和关注。但是我在哪里呢？我发现我很难找到自己的位置。"劳拉记得，那段时间小宝宝对丈夫和其他家庭成员的需要，让自己觉得非常嫉妒。"我希望所有的注意力都集中在我的身上，我跟公公的关系一直都很好，所以看到他对汉娜如此宠爱，让我觉得十分嫉妒。听起来真的很自私，但有时候我甚至嫉妒得希望她能睡上一整天。当有客人来访时，他们会绕过我，径直走向汉娜的婴儿车，尽管这些都是无意识的，但还是让我觉得自己很不重要。也是在那个时候，我开始觉得事情不太对劲。"

劳拉回家两周后，包括助产士在内的所有人都好像凭空消失了一般，无人再登门了。"就好像脏床单被换掉了一样，他们也被换掉了。我对照顾孩子几乎没有任何经验，我发现自己非常不知所措。为什么照顾孩子应该是女人天生的美德呢？好像大家都认为，我应该明确地知道做什么以及如何应对？但实际上，拉塞尔比我做得好多了。"

劳拉开始担心，因为她跟孩子之间没有其他人都在说的那种"亲密感"。"为什么我跟别人不一样？也是在那时，我真的认定我不是一个好妈妈。我看到的每个人，无论是在大街上还是在母婴团体里，她们都应对得那么好，她们似乎都是'天生的'妈妈。我妈妈一直认为，不应该因为生孩子过多地扰乱自己的生活，但从我的情况来看，这是不可能的。但我后来发现，我妈妈确实没有因此打乱她自己的生活，我们只是需要一个适应的过程。"

劳拉开始觉得自己作为一个妈妈和妻子，一点用都没有。"每天早上起来都会有新的恐惧冒出来。生活的琐事没完没了。尽管并没有任何白天出门的打算，我也会醒得比汉娜早。我通常早上 6 点就醒了，这样我可以洗个澡，化个妆，洗洗衣服，做个饭，为任何可能发生的事情做做准备。我觉得自己疯了，因为我真正想做的事其实是蜷缩在角落里死去。"

劳拉开始写汉娜的成长日记，偶尔也会把自己的内心感受写在里面。我摘录了其中两段。"1993 年 4 月 9 日，我很低落，人们都说我看起来很棒，但我却感觉很糟——好沮丧啊。""1993 年 5 月 18 日，我没法应对了，觉得撑不住了，我告诉其他人我感觉有多糟糕，但是没人听我说。我觉得好绝望，我需要帮助。"

"有时我会想，走在马路中间就这样被撞死其实是件挺容易的事。或者一走了之也好，这样一来，每个人的生活都会变得更轻松吧，他们会继续照顾汉娜，也会照顾得很好。有一天我甚至缠住我的健康顾问，让她不要离开。别人可能会觉得我的行为很怪异吧，但是对于一个在经历严重产后抑郁的人来说，并非如此。我只是希望有人能够明白我感觉有多难受。"

劳拉最后一次写日记的几天后，她和汉娜住进了一家私立精神病医院。"他们花了两个多月的时间才意识到，我真的不对劲了，我们需要对此做些什么。"她被诊断为产后抑郁症。

"我开始接受集中治疗，服用大剂量的药物，这让我感觉很糟糕。在那里没人跟我有同样的感受，我觉得特别孤独。那里的工作人员都很乐于助人，但是没有人真正了解我到底在经历什么。夜班护士会帮助我一起喂养汉娜，但是他们对于我缺乏照顾孩子的知识，表现出非常不耐烦的态度。一个健康顾问来医院看我和汉娜，我非常害怕她会让我断奶，给汉娜吃固体食物，所以我谎报了汉娜的月龄，少报了一个月。后来，真相大白了，他们鼓励我开始用勺子喂汉娜。任何微小的改变，都会让我感到极大的焦虑。断奶也是这样。"

"后来我接受了心理分析，得到了更多的鼓励，我意识到这种病并不是我的错，我不需要为此感到内疚，最初这段做妈妈的日子，就是很不容易。"

劳拉在医院住了一个月。"出院后，我就加入了'精神科社区'。一位社区精神科护士会每周来家里探望，跟我讨论这一周发生的事情，我的精神科医生也会每周来探访我。我花了很长时间才稍稍适应了在家的生活，但是依然没有完全适应。汉娜和拉塞尔在一起时，感觉那么美好，这有时候让我觉得自己像一个入侵者。拉塞尔似乎已经跟汉娜建立起亲密融洽的关系了，而我甚至很难感受到跟她的联结。"

劳拉在家待了 8 个月之后，她的精神科医生觉得她已经完全康复了，所以停掉了她所有的药物，也停止了对她的精神护理。"我必须承认，我那时候感觉很棒。我真的相信我已经从这个可怕的疾病中走出来了。然而，事实并非如此。"

"在接下来的一个月里，并没有人发现我的产后精神病已经开始发病了，我的情况开始恶化，直到有一天我疯掉了，我在又踢又叫的状态下被再次送入医院。医生告诉拉塞尔，我已经变成了精神病，尽管事后看来，我的情况是慢慢发展成这样的。拉塞尔吓坏了。看来医生一直都没找到我问题的根源。"

最终，在 8 个月后，劳拉被诊断为患有"产后精神病"。产后精神病每年会影响 2000 ～ 3000 名女性。通常，它会在产后两周左右发病，但是在这个例子中，它一直处于潜伏状态，直到几个月后，劳拉的抑郁再次被触发时才显现出来。"我立刻被隔离住院至少 6 个月，我丈夫也不得不同意对我进行电休克疗法（Electro-Convulsive Therapy，缩写为 ECT）治疗。我 24 小时都需要使用镇静剂，还要服用抗精神病性药物和锂盐（一种情绪稳定剂）来控制病情。"

"在我住的房间里，家具都被搬走了，因为如果我没有使用镇静剂，就会一直想要伤害自己。我对自己和周围的人都变得很暴力。记得有一天，我很确信有恶魔在我的身体里，所以我冲到总接待台，抓起餐盘里的一把刀，想要用它刺破自己的肚子——这样就可以把身体里的怪兽放出来了。拉塞尔和其他工作人员一起努力控制住了我，我很快镇静了下来。有时候，我甚至认不出我的丈夫。他觉得自己被这一切毁掉了。"

"实际上，我已经不记得运用 ECT 治疗的第一个疗程了，我只记得那些非常奇怪的想法，但在精神病发作的阶段，我觉得那些想法都是正常的。我认为所有的工作人员都想杀掉我，因为我被恶魔附体了。"

劳拉有很多在医院里的不愉快记忆，即使时间流逝，这些记忆也没有褪色消失。"有一天拉塞尔来看我，因为我不确定他是谁，我不让他靠近我。当他想靠近我时，我会像一只受惊的狗一样蜷缩在角落里。他后来向我坦言，即使医生一再保证安抚，他那时候还是觉得，那个他曾认识并爱着的劳拉再也不会回家了。那时候，有一些日子一片模糊，有一些日子简直就是人间地狱。后来，产后精神病症状缓解了，但是我依然极度抑郁，依然有自杀倾向，依然非常虚弱。我憔悴得只剩大约 44 千克。"

劳拉被转到古德梅耶斯医院（Goodmayes Hospital）接受进一步的 ECT 治疗，她吃的药物剂量更大，接受的治疗也更密集。"古德梅耶斯医院的工作人员都很好，但是我依然见不到我女儿。尽管我依然很抑郁，但是有时候我很希望能跟她在一起。"劳拉是因为急性症状入院治疗的，医院政策规定，在她隔离住院期间不能跟汉娜在一起生活。"汉娜会时不时来看我，但那就像跟陌生人见面一样。离开她的时间好像有一辈子那么长，而且对于小孩子来说，很短的时间里就会发生很大的变化了。"

劳拉和拉塞尔在她生病期间，雇用了一个全职的住家保姆，这样汉娜可以接受连续的照顾。"我不得不重新认识汉娜。一开始的时候，我每周可以回家一次，后来逐渐频繁。我讨厌保姆，因为她的存在提醒着我，她跟我的家人——我的丈夫和我的女儿生活在一起。我相信，即使是一个健康的女人，也会因此而感受到威胁。有一个周末，我在保姆的面前割腕了。保姆当然很害怕，但还是被家人挽留了下来。我想，我当时心里一定非常痛苦，但是在那个时候我别无选择。我真的觉得非常失控，并且好像再也无法回到原来的样子了。"

终于（在住院 5 个月之后），劳拉出院了，她回到家里开始重建自己的生活。经 ECT 治疗的她已经不认识自己住的地方了，她需要让自己重新熟悉附近的街道和环境。"我觉得自己好低贱，觉得自己就像社会中的垃圾。我觉得好自卑，我的保姆都比我了解汉娜，因为我离开她太久了。但是，几个月后，我们的关系开始慢慢变好了。在保姆离开时，我已经开始觉得现在的自己越来越像原来的自己了。"

第 7 章

# 盖尔：从新婚进入噩梦

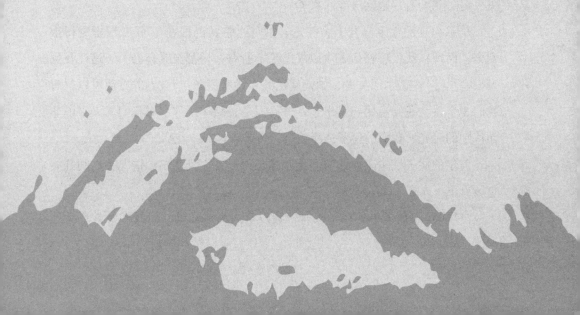

　　盖尔（Gail）在 17 岁时开始跟隔壁的男孩约会，24 岁时嫁给了他。他们的关系非常好，社交生活也很棒，他们都很热爱戏剧。盖尔的性格比较外向、比较闹，而她丈夫则比较安静。盖尔在他们结婚第一年便怀孕了，大家都很期待这个孩子的到来，对此都感到欣喜万分。

　　在怀孕的前 8 周，盖尔的状态一度让人很担心，但后来就比较顺利了。在孕期最后一个月的时候，她感到极度疲倦，觉得自己非常情绪化，也会经常流眼泪。

　　她经历了一段艰难痛苦的分娩过程，在分娩 36 个小时后，转而进行了紧急剖腹产手术。助产士们在不断倒班，这让盖尔觉得非常缺乏连续性。再加上没有人告诉她在发生着什么，在这样信息严重不对称的情况下，她只能眼睁睁看着周遭的慌乱发生。她的丈夫一直很支持她，但这并不能让她从惊吓中舒缓过来。最后，她的小儿子被放在了她的臂弯里，她形容说那感觉是一种"纯粹的欣喜"。然而，不过几个小时以后，盖尔就一个人被丢在病床上，感到非常茫然。

　　她住院的那段时间就像一场噩梦，她在母乳喂养上遇到了问题，但是好像没有一个医护人员有耐心去帮助她。盖尔觉得精疲力竭，后来才发现她贫血得厉害，到了近乎要输血的程度。她没有得到任何解释，而是需要自己解决一切。几天后，她就出院回家了。

　　盖尔和她的宝宝离开了医院，盖尔对此感到很难过。"我在那里觉得很安全，而现在我没有任何人可以求助了。所有一切都要靠自己了，这让我觉得很害怕。"在盖尔回去时，她妈妈已经在她家里了。"我真的希望可以只有我们 3 个人，我知道妈妈是出于好意，但是她破坏了那个对我们三人来说非常特别的时光。我们的房子洁净无瑕，看起来像一个花店。"

　　盖尔的丈夫回去工作的时间比她预想得早，而且盖尔的情况突然间开始急转直下。

　　"只剩我跟孩子单独在一起时，我没有人可以求助，而我却常常一无所知。我不知道，他为什么哭，他想要什么？我也不知道，我该用什么、怎样给他洗澡？对此我完全不懂。他是不是太热了，他是不是太冷了？我不知道。但是，我真的应该知道吗？我是一个妈妈。好像所有的妈妈都本能地知道一切，而我不是。"

"恐慌感每一分钟都在加剧。我讨厌有人来访。我觉得他们好像在看着我说：'快看她和那个小婴儿有多糟糕，她不是一个天生的好妈妈。'当有人在时，我讨厌为我的孩子做任何事情。我全身发热，头晕目眩，心里却希望他们没有在看着我，没有看到我是多么没用。我不愿意接电话——我不想跟任何人说话。我没法看电视，也没法跟人聊天。我很难集中注意力，我的脑子一片混乱。我没法读书——那些文字很难被理解，它们在我的脑子里跳来跳去。"

后来盖尔的医生打电话来说她不能来探访盖尔了，因为她的一个病人最近在生孩子，这件事让盖尔的情况更加恶化。6 天后，另一个医生打电话说自己可以来探访。"他来了，对我进行了检查，然后开始给孩子做检查。他用听诊器听他的心脏，而且听了一次又一次。我的大脑在高速运转——一定有什么不对劲，我知道的。她说宝宝的心脏有点问题，然后关上她的医疗箱，就离开了。我感到很震惊，想着我的宝宝可能快死了，我就开始大哭，因为我有一个朋友的孩子就死于心脏问题。"这件事让盖尔更难以跟儿子建立亲密感了——如果儿子有可能会死掉，她不想变得太依恋他。但在一段时间的忙乱之后，却发现他的心脏问题只是虚惊一场。

盖尔记得自己跟丈夫说："我觉得我的大脑好像受损了，有些东西好像有点不对劲，我好像很难维持正常的功能，但是我真的不知道是为什么。""我觉得很困惑，也很焦虑。我甚至没法做好一顿饭——这似乎已经变成了一个不可能的任务。我可能会调错火力把东西烤焦，或者完全没开火。我哭了又哭，我本应该在丈夫回来时，为他准备好晚餐，但我就是做不到。我会把钥匙和盐罐放在冰箱里，然后花好几个小时寻找它们。我会因为这些蠢事而哭泣，但在平时，我只会对此一笑了之。"

"我也没办法洗漱、打扫屋子、洗衣服——这些对我而言都成了不可能的任务，而我就会为此哭泣。我甚至没办法走到花园里晾晒洗好的衣服，或者把宝宝放到婴儿车里。我妈妈会过来帮忙。当她把一切安顿好时，我会推着儿子到我原来的房子前（他们最近搬了一次家），站在外面号哭，希望我可以回到原来的生活，那时，我的生活很快乐，而且一切都尽在掌握。但现在，我的生活陷入了如此可怕的混乱之中。我成了一个又胖又丑，毫无用处的妈妈，我恨自己。我讨厌单独跟我的宝宝在一起，我会乞求丈夫跟我一起待在家里。他已经把能休的假都休了，但我还是需要他更多地在家。每天早上我妈妈都会打电话来问问我怎么样，当我涕泪交加时她会赶过来。她会接手我的事情，让我感觉好一些。我记得我躺在厨灶上面尖叫着，说我恨自己现在的生活，恨自己变成这副样子。"

"我就这样活得一团糟。以前，我的生活是很精彩的，而现在我却过着地狱般的生活。有一天，我躺在浴缸里想：'如果我就这样滑进水里，一切都会结束了，我也就自由了。'这是我的出路——一条逃跑的路。我不会买大包的尿布，因为我可能很快就用不到它们了。我不会买任何宝宝的衣服，因为我很快就不会给儿子穿衣服了。我要走了。我要么是去死，要么就是逃跑。"

"我真的觉得自己已经完全疯了。我跟宝宝的联结也开始变弱。我需要喂他，给他洗澡，穿衣服。这些对我来说都是非常讨厌的事情，我完全不想做。当我可以把孩子交给别人，让他们替我做这些事时，我觉得很开心。我并没有完全停止照顾他，但是有一部分的我，真的希望自己跟他毫无关系。当我第一次离开他时，我没有感到内疚——我只感到自由。然后我对于自己有这样的感受而感到内疚。真正的我去哪儿了？这只取代了我的冷漠的怪兽是谁？我丈夫很爱这个孩子，会一遍又一遍地告诉他，爸爸爱他。我却说不出口。我没法告诉孩子我爱他。我真的不喜欢他。我对此感到很糟糕，但我就是无法开口说出来。”

“我是一个可怕的人，一个糟糕的妈妈。我对他们俩都很不好，我真的应该离开。”

“我哭着哭着，知道自己终于要崩溃了。我是那么绝望，我好想拿起电话给撒玛利亚会（Samaritans）①打电话，但是我不能这么做——他们会通过电话追踪到我，然后把我的孩子带走。我的孩子表现很好，他可以整晚睡觉，从来不会哭闹。所以为什么我会对他有这样的感觉呢？”过了一段时间，盖尔决定改用奶瓶喂养宝宝，但是她意识到自己完全不知道如何使用消毒器，更别说冲奶粉了。“一个能为数百万英镑资产的公司做会计的人，怎么会连冲奶粉都不会呢？”

她花了一段时间才鼓起勇气，终于走出家门，却又面临着更多的困扰。“我讨厌其他的妈妈们，她们都能很好地照顾自己的宝宝。为什么我就不能呢？我每次去婴儿诊所时都会觉得很惊讶，因为我并没有很好地喂养我的宝宝，但他的体重却增加了。我非常难过不安，而我讨厌的健康顾问却厚颜无耻地问我：‘你有一个这么漂亮的宝宝，为什么你就是不喜欢跟他在一起呢？’如果可以，我当然希望自己喜欢他啊。她真的完全没有意识到我在经历着地狱般的痛苦和挫败吗？她当然不能意识到，因为她自己可以做得很好。就像我姐姐，她是6个孩子的妈妈，却依然光彩照人。再看看我，一个孩子的妈妈，一无是处。”

“我记得我的邻居欣喜地告诉我，她怀孕了。而我只能为她感到恐惧。她一定是疯了，竟然想要生孩子。”

后来盖尔跟一个朋友一起去看医生，她的朋友帮忙跟医生解释，她是怎样从原来那个“一切井井有条、聪明、活泼的人”，现在却几乎一夜之间变

---

① 撒玛利亚会（Samaritans）是一家注册慈善机构，是为有情绪困扰和有自杀倾向的人提供情绪支持的电话热线，覆盖全英国和爱尔兰。——译者注

成了一个胡言乱语、令人费解的废物的。"医生连头都没有抬，更不用说跟我谈我的病情了，就直接给我开了一些抗抑郁药。"

"真是疯了。我曾经是最活泼外向的人，到底为什么要吃这些药啊？我抗拒了好几天，不想吃这些药，后来我屈服了。结果我变成了一个只想睡觉的麻木的僵尸——不想起床，不想洗漱，不想做任何事。"盖尔感觉比之前更糟了，然后她又去求助一位私人治疗师，但我觉得那个治疗师太过深奥莫测，完全没有帮助。再一次，这让盖尔觉得更糟了。

最后，还有一线希望。"我遇到了一个曾经患有严重产后抑郁症的女人，她最近又生了一个孩子。我知道了，自己并不是这个世界上唯一觉得如此糟糕的人。听她讲述自己曾经经历的一切，就好像照镜子一样。她战胜了产后抑郁症，但是我已经厌倦了挣扎。她介绍给我一名激素专家，说他研究产后抑郁症 15 年了，他使用一种颇有争议的治疗方法——激素替代疗法（Hormone Replacement Therapy，缩写为 HRT），治疗的成功率很高。我愿意尝试任何方法，我的私人医生们都觉得我需要去看精神科，而不是什么激素医生。在跟他们争论之后，他们最终妥协了，我预约了这个医生。"

"医生给我开了一份激素贴剂（雌二醇），承诺会在 3 个月内将我治愈。起初我拒绝使用这些贴剂，我只不过是生了个孩子啊，怎么会这么严重。后来我鼓起勇气去买了这些贴剂，而药剂师却对我说：'亲爱的，如果我是你，我会回去找一个咨询师，而不是用这些，因为这些是给更年期妇女用的。'但这就是我需要的呀，我跑出药店，决定不再纠结了。我决定独自战斗。"

盖尔的病情越来越严重，有一次因为她实在受不了了，丈夫只好从上班途中折返回家。"他的耐心终于耗尽了，他几乎是把我压住，把贴剂贴在了我身上。情况开始逐渐好转起来。我第一次去了乐购超市，独自跟我的小宝宝一起购物。有些人可能会笑我，我的孩子已经 3 个月了，而我从来没跟他一起出过门，但是对于我来说，这是一个里程碑，一个重大的转折点。"

"情况开始渐渐变好了，我记得有一天早晨，我在花园里，想着这是多么美好的一天呀。黑暗终于渐渐消散了。我开始独自跟孩子一起出门，去买东西，拜访朋友。我知道如果他现在哭起来，或想要吃东西，我都是可以应对的。我终于能知道他想要什么了，也不再怕别人看我了。原来的我慢慢地回来了。我并没有离开，我只是被遮挡在黑暗的阴影里了。我又开始能够享受我的生活了，最重要的是，我开始喜欢我的孩子了。我们加入了一个母婴团体，一起游泳、散步。我已经不介意待在那些做得很好的妈妈中间了，因为我也成了其中的一员。我不再想把他丢给别人管，而是想要亲自为他做每一件事情。我终于可以说，我真的很爱他。我很开心地把那些讨厌的抗抑郁药冲进了厕所。"

盖尔已经又生了一个小男孩儿，且在儿子 3 个半月大的时候，又复发了产后抑郁症。一开始她尝试了抗抑郁药，但她知道对于自己来说，这不是正确的治疗方法。尽管盖尔已经活生生地证明了激素替代疗法能够治好她的病，尽管她一再强调这个事实，医生还是坚持认为，唯一能治疗她的方法是百忧解（一种抗抑郁药）。

盖尔别无选择，只能在绝望中服用这些药物。她的情况急剧恶化——她又无法应对了，如果妈妈不过来照顾她和孩子，她连正常的生活都没法维持了。最终，在跟医生争论之后，她拿到了医生的转诊单，去看了激素专家。她又一次被开了很高剂量的雌二醇（一种激素替代疗法贴剂）。

盖尔的抑郁症状几乎立刻减轻了。仅仅几周内，她就完全康复了。

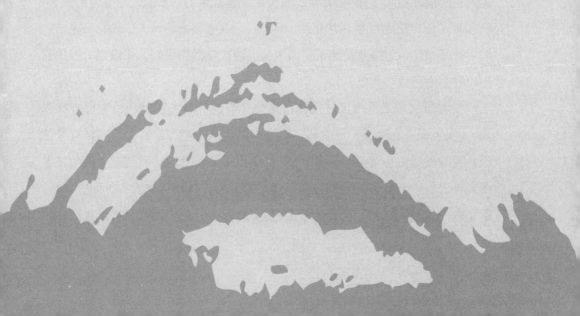

第 8 章

## 珍妮：从好妈妈到"坏妈妈"

珍妮（Jenny）和丈夫的感情很好，他们的社交生活一直很活跃，直到前两个孩子出生后的最初几个月，她的社交生活才减少一些。第一个孩子出生以前，她是一名社工，自那之后，她没再想过回去工作。

珍妮觉得做妈妈很有成就感和满足感，之前也没有经历过任何形式的产后抑郁症。她的第 3 次怀孕是个意外，他们都很吃惊——珍妮已经 40 岁了，她的丈夫还有几周就要过 50 岁的生日了。她觉得很难告诉别人自己怀孕的事情，担心他人对此会怎么说、怎么想。因为她曾听一个熟人说过："她都这个年纪了，她觉得自己在干什么？"她对此感到很愤怒。

珍妮的丈夫真的不想要这个孩子。但他对珍妮很体贴、很关心，他虽然建议可以打掉这个孩子，但还是把决定权留给了珍妮。她最终决定留下这个孩子，但是整个孕期她都觉得很疲惫，精神不佳，抑郁在那个时候就已经悄然萌芽。因为她的年纪，她不得不进行两次羊膜穿刺检查。这个过程很痛苦，好在检查结果显示胎儿一切正常。

经历了一场漫长的分娩过程后，她的宝宝诞生了，这让她感到极度疲惫。她对于自己又生了一个女孩感到很伤心，她经常会想，这是不是她抑郁的主要原因。

在珍妮分娩后 24 小时内，她就回家了。因为丈夫是一家大型组织的负责人，所以他没有休任何陪产假。"我在家是有保姆帮忙的，她也确实很好。但有时候她会觉得有些不堪重负，因为我一直都很会使唤人！我妈妈也曾提议要过来帮忙，但被我拒绝了。因为我前两次都做得很好，所以当时对她的提议我心中还觉得有点烦！"

珍妮回家后觉得极度疲倦和情绪化，当她开始失眠时，她觉得有些恐慌。"我表面上在维持日常生活，但是却对跟孩子建立亲密关系感到有些抗拒。我非常清楚这对宝宝有多重要，因此我变得很焦虑。我还非常清楚宝宝需要什么，因为我有之前养育两个孩子的经验，我很机械地做着那些事情，但是内心里毫无波澜。我想因为我了解这一切，所以我对自己要求很高，因为我非常担心，如果我没有一直很好地回应我的孩子，会不会给她带来心理伤害。我能感受到对这个孩子很大的责任感，而这是第一次我感到不想独自一个人承担了。我丈夫觉得很难承受，也不想投入更多，因为他不希望自己的日常生活被打乱太多。然而他还是会偶尔照顾宝宝，让我能够休息一下，但是当我不跟孩子在一起时，我又会觉得非常内疚。"

珍妮认为她的朋友们都觉得自己在那个阶段很难相处。"我不是他们熟悉的那个把一切都做得很好的人了，尽管我没有失去任何朋友，但有些人确实因此跟我保持了距离，这是让我感到最难过的地方。"她发现在几周后，一些人对她的支持确实减少了，因为他们不知道该怎么对待她。"我的好朋友们还是留在我身边。他们有些人真的很好，在我需要时，他们都在倾听和支持我。事实上，整整一年，我厨房的桌子上都会放着不同人带给我的绿植和鲜花。"

来家里探访的助产士也给珍妮带来了不好的影响。"她的年纪比较大，不太自信，这让我对自己也失去了信心。她说我做得不太好（其实这不过是一个自我实现预言），她让我感觉更糟了。我跟专业人士在一起时通常不是这样的，我们会合作得很不错，但是这次她似乎完全破坏了我的信心。"

珍妮的第二个孩子开始在全日制学校上学了，这本来会意味着她能有多一点自由的时间，但在那段时间里，她却开始觉得自己被困住了。她觉得很抑郁，非常易怒，对于那些有自由时间的妈妈们感到很怨愤。这让她觉得很挫败。"我有一种很强烈的去人格解体的症状（depersonalization），有一种脱离在自我之外、观看自己的感觉。我身在人群中，却感觉自己好像置身其外，观察着一切。我们当时的社交生活开始变得很低调——一切都变了。即使在几个朋友为我丈夫筹划的惊喜派对上，我也觉得自己好像在表演——我真的很讨厌这种感觉。"

珍妮还经历着很多其他的抑郁症状。"我的睡眠依然有问题。我感觉不到饿，永远很疲惫，快乐的感觉已经从我的生活中销声匿迹了。我没有性欲，不喜欢母乳喂养，而我前两次养育孩子时对此是很喜欢的，我没法喂饱我的孩子。我不得不给她添加辅食，这让我很不安，但我还是坚持母乳喂养。"

"如果偶尔我能睡好，我就会觉得没那么抑郁了。但如果我睡得很差，就会觉得很糟糕，会非常忧虑自己该如何照顾自己的家庭。我非常努力地不让另外两个孩子受到影响。然而，当我哭的时候，我的大女儿不可能对此没有意识，一切都跟之前不一样了。她一直责怪这个小妹妹，（像她小时候一样）给我带来了这么多的痛苦！这一切都是以一种善意打趣的方式说出来的，这就是同胞姐妹之间的爱啊！"

"我去看我的家庭医生，他对我很了解。他问我是否觉得我的行为和感受就是真实的'我自己'。在那之前我只因为睡眠问题看了医生，而它其实只是我问题的一部分而已。幸运的是，他发现了我的其他担忧，给我开了一些抗抑郁药和一些温和的安定类药物。"

珍妮对这一切都感到非常内疚——因为服药影响了母乳喂养，因为自己的情绪对孩子们造成了影响，因为觉得丈夫回到家看到一个毫无生气的妻子该让他多么痛苦，因为对自己的生活感到应付不来，因为对小宝宝有消极想法，因为自己是一个十分糟糕的朋友。珍妮意识到，情况并没有真正好转。

"我的医生那段时间心脏病发作了，我不得不去见一位替班医生，他很可爱，很年轻，不是很传统，对我非常支持。他给我服用了治疗剂量的月见草，但发现这种药物似乎对我不起作用之后，他将我转介给一位精神科医生，那位医生正在做一个关于产后抑郁症的项目。我只见了她一次，那个过程有点像一种宣泄，我从头哭到尾。但是这个过程确实让我对自己的问题有了更多的认识。"

"在孩子大约 6 个月大的时候，我自己把抗抑郁药停了，只服用替马西泮来帮助我入眠。经过大概一年的时间，吃了很多月见草片，在朋友们和丈夫的大力支持下，以及随着宝宝的成长，她学会了笑，不再那么依赖人，再加上在她 14 个月大时，我停止了母乳喂养，这一切最终帮助我适应了我的孩子和我的生活。"

　　珍妮绝对不会再生孩子了，尽管她觉得这个过程让她对自己有了很多了解，也正因如此，她觉得自己不会选择再经历一次这些事了。

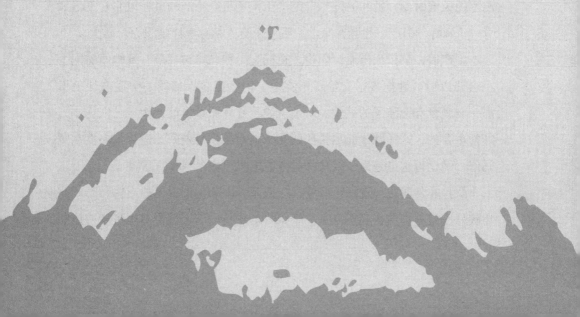

第 9 章

**萨拉：职场技能无用武之地**

在生孩子之前，萨拉（Sarah）觉得自己一定会是一个好妈妈。她聪明、独立，有着健康的生活方式，和丈夫迈克尔（Michael）都有着稳定有趣的工作，薪水也很不错。他们吃得很好，也有着良好的社交生活。萨拉在1989年被解雇后，开始在家创业。在生马修之前，她致力于女性运动，做着各种各样有趣的工作。她是一名职业女性，一直在努力"向上发展"。

萨拉坚持认为"是自己的身体极度渴望一个孩子"。她生理上需要一个孩子，迫切地需要。迈克尔不想要孩子。他不想要这份责任。

萨拉很喜欢怀孕。她很开心地做一个"胖子"！这让她不需要节食，也不需要为自己的体重和身材担心了。这些都不重要了。她觉得很舒服、很开心。她还在继续工作，但已经渐渐习惯更多地待在家里了。她还是会投入到所有她感兴趣的工作中，在孩子出生一个月前，她还在主持会议。她确实找了人接替她作为当地女性运动部门负责人的职位，但她打算尽快回归。她本来是期待着自己可以马上"重新起航"的，但是她并不知道，这些想法很快就会碰壁了。萨拉现在觉得，当时的自己完全不知道情况会多么艰难。

整个分娩过程中，萨拉都得到了丈夫迈克尔的充分支持，但是助产士却让她很失望。马修是在晚上8点出生的，但当时正值换班时间。她特别期待她的助产士可以留下，跟她一起完成分娩的全过程，但是她并没有，在马修出生的关键时刻，她和另外一个助产士换了班。生产的过程也非常不尽如人意——麻醉、引产，她躺在床上，听着所有人都喊着让她用力。

生产后，萨拉大出血，阴道严重撕裂。在马修被"甩"到她面前抱了一小会儿以后，她把孩子交给了迈克尔，因为她正在接受"阴道修补手术"。那一刻她没有抱孩子的欲望。对她来说，好好照顾自己，让自己恢复体力是非常重要的，这样她才能尽快照顾儿子。在她恢复期间，迈克尔一直在照顾马修，她觉得这也是为什么马修总是更想跟爸爸在一起的原因。

萨拉非常明智地选择了一家私立医院，因为他们提供的支持和产后照顾比较好。她努力给自己建立了一个很好的支持网络，她曾考虑过雇一位私人助产士，但最后还是选择了私立医院，医院同时给她配了一位助产士顾问，为她提供支持。

她在医院待了 5 天之后，回到了家。因为马修是在圣诞节期间出生的，他们能得到的支持很少。社区助产士确实设法来访探望了，但是每次来的都是不同的人。这种连续性的缺乏，让萨拉感到非常孤独和缺乏支持。她的母乳喂养遇到了问题，乳房疼痛难忍。尽管如此，她还是决定继续母乳喂养。她疼得很厉害，马修也哭得很厉害，他在吃完母乳后也无法安定下来，但他似乎也不喜欢用奶瓶喝奶。社区助产士告诉萨拉她的奶水不够，孩子吃不饱。她想用奶瓶给马修喂奶来证明自己的观点是对的。

助产士确实用奶瓶给马修喂了奶。这个过程中萨拉一直在哭，她觉得伤心极了。在用奶瓶喝完奶后，马修开心地睡着了。助产士觉得她终于证明了自己的观点，就离开了。但是助产士一走，马修就醒了，向萨拉证明，奶瓶并没有解决问题。他还是继续哭，频繁地醒来。萨拉非常希望没有饿着他，但是也很确定自己没做错任何事。

喂养问题和严重的乳房疼痛还在继续，让萨拉流了无尽的汗水和泪水。"我依然决定母乳喂养，但在晚间用奶瓶喂养，这样晚上可以让别人喂马修，给我一些休息的时间。让他学会自己握住奶瓶着实花了一段时间，我们换了几种不同的奶瓶，一直坚持晚间对他用奶瓶喂奶。最终，尽管我跟助产士之间很不愉快，但我很高兴马修终于建立起了这个吃奶的习惯。这也给了我一小时，有时候是两小时自己的时间，迈克尔晚上给宝宝喂奶、哄他睡觉时，我可以放松地洗个澡。有时候，邻居的保姆会帮我喂这次奶，这样我就可以去理个发或做个按摩。"

萨拉那时候意识到自己正遭受着抑郁的折磨，在忍受了一段时间困难的感受之后，她决定对助产士顾问讲出自己的情况。"我终于表达出了自己对很多事情的负面情绪，包括在生产马修的过程中我有多么失望。所有这些情绪都宣泄出来后，我发了一场烧。我流了很多很多眼泪。而且，似乎在所有的情绪都被释放之后，我的奶水也开始自由地流淌了，我再也不必不断回顾过去。我的喂养问题完全解决了。"

在马修 6 个月大的时候，萨拉搬到了一个陌生的、更加偏僻的地方，把熟悉的一切都留在了身后。

"我当时饱受抑郁的折磨，那是个冬天，而我不会开车。"这让她进一步感到孤立无援，再加上搬家带来的压力，她开始觉得自己完全没有人可以求助。"马修一直哭，我无法集中注意力，甚至没法思考。"

在新家安顿下来以后，萨拉决定给马修找个保姆，这样她可以慢慢开始做一些工作。"我给马修找了个保姆，马修很喜欢她，她也很喜欢马修。然后我在当地找到了一家很棒的幼儿园，这样他每周可以有几个早晨过去上课。这让我终于拥有了自己迫切需要的空间，马修在那里也成长得很快。我并没有为此感到内疚，因为那个幼儿园真的给他带来了很多好处。马修是外向的性格，需要大量的刺激。我自己的情绪问题，再加上我不会开车，让我没有办法给他提供他所必需的环境。"

马修的问题解决以后，萨拉开始面对新的问题。"我原本建立的、可以提供帮助的社会支持网络随着搬家一起丢失了。在新环境中，我没有遇到跟我背景和生活方式相似的人。我和遇到的那些人都感觉不到什么联结。我开始感觉到自己对马修的攻击性。我也不得不在大部分时间里都疲于应付，因为他一直睡不好觉，过去一年的辛酸再次袭来。"

这时，萨拉的保姆却说自己因为其他工作，不能再帮忙照顾马修了。"这真的让我崩溃了，不仅仅是我，马修也是。那时候我真的完全感觉到，没有人'在我身边'。我一直在到处求助，却总是一场空。"

幸运的是，幼儿园在这时候联系了萨拉，说可以给马修提供更多的课程。她立刻接受了，这也帮她减轻了一些压力。

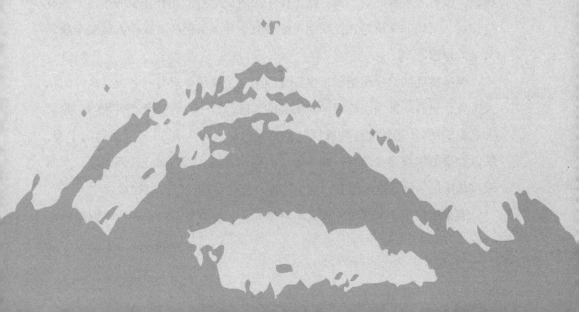

第 10 章

**维泰：最悲伤的故事**

在有孩子之前，维泰（Veritee）在伦敦工作，是一名资深的青少年工作者，她跟巴里之间的感情深厚绵长。作为一名合格的教师和青少年工作者，她的专长是跟遇到痛苦的或有学习困难的青少年一起工作，同时，她的工作对象还有年轻的妈妈和残障儿童。所以，她清楚生孩子会带来什么样的困难。

她的恋人巴里（Barry）在海上工作，最近在康沃尔（Cornwall）买了一间离港口更近的小屋。尽管他们还是可以继续维持异地恋，但是维泰觉得要想建立一段稳定的关系，她只能搬去康沃尔了。她一直是一个非常独立的人，自己有房、有车、有事业，所以这次搬迁对她来说是一个巨大的改变。她离开了伦敦以及所有她珍视的一切，嫁给了巴里。作为她新生活的一部分，她开始养殖家畜；很快，维泰和巴里一致决定要生个孩子，6 个月后维泰便怀孕了。在最开始的几个月中，巴里会从工作中抽时间陪伴她，这给了她支持。维泰很害怕孕期反应，却一直有很强的孕期反应。她整个孕期都觉得不舒服，在孕 4 个月时，她因反应过于强烈而不得不停止了工作，但后来又回到工作中，直到孕期的最后一个月。

在产前检查时，维泰觉得自己好像被当作小孩子一样对待。所有她作为一位高龄产妇（36 岁）的担心都被置之不理，也没有人支持她做羊膜穿刺的检查。没有人理解她的恐惧，她工作中跟唐氏综合征和脊柱裂的小孩子都有过接触，所以非常清楚在此期间可能会发生什么，但所有医护人员完全缺乏对她的理解。

维泰接受的治疗很糟糕，也许是因为整个康沃尔只有一名独立执业的私人医生，只有一家国民健康保险覆盖的医院，其中只有 4 个产科顾问。除了去这家 30 多千米远的医院就医，她别无选择。因为有 30 多千米远的车程，所以如果做羊膜穿刺检查，她希望丈夫能陪着她，以防出现任何问题。然而医院却拒绝为她做这个检查，这也让她在整个孕期持续为此担忧。

维泰在怀孕 7 个月时体重就不再增长了，尽管她对此很担心，但是医生没有对此做任何检查。他们只是告诉她说，胎儿个头不太大。

维泰担心自己生产后会得产后抑郁症，因为她的两个亲戚都得了严重的产后抑郁症，甚至发展成了精神病，需要住院治疗。她在分娩计划上对此写得清清楚楚，但当她在医院里已经显露出抑郁的症状时，却没有任何人看出这一点。

在预产期前两周，维泰因为子痫前期被收治入院。她觉得头晕目眩，几乎无法走路，而巴里却出海了，这意味着他们养的家畜都被丢在家里无人照管。她还需要自己去医院。医院给她安排了单独的房间，让她卧床休息。即使她只是出去跟其他妈妈们说说话，都会被送回到病床上。她感到很孤独，觉得自己似乎完全与世隔绝了，没有朋友来探访她，没有家人来看她，她还得为那些动物们惴惴不安。

医生决定，在预产期之前不对她进行引产，并设法控制她的血压。巴里在她引产的前一天从海上回来了。维泰被剧烈的疼痛折磨了两天，却依然没有宫缩。没有任何医护人员陪着她，他们只是说她太"小题大做"了。

除了疼痛，她大部分的时间都在疑虑中度过。她读过的书、看过的影片以及所有她知道的信息都告诉她，她不应该在分娩期间被一个人丢在这里，除非这是她自己的决定。她开始变得歇斯底里，而医院方却只是再一次要求她"闭嘴"。她哭了几个小时，却没有得到任何的同情。医护人员只是偶尔对她做一些非常短暂的监护。他们说她的宫缩不正常，但是孩子没问题。然后她忽然开始大量出血。医生进来说："你这是怎么了？"她在几个小时以前就一直在叫他，告诉他自己觉得非常不对劲。

当意识到她在流血时，医生开始试图为她的情况找借口，说她是宫颈出血而不是子宫出血。护士慌忙冲出去找输液需要的东西，却跟医生起了争执，因为医生觉得没有必要。护士坚持自己的观点，说为了保险起见，即使没有必要也要输液，因为她对维泰的出血非常担心。然后，维泰又独自在病房待了好几个小时。这一次她完全坚信一定有哪里不对劲。她的宫口没有扩张，也没有任何宫缩，但她却在流血并且痛苦地尖叫。

维泰知道，自己通常对疼痛的反应是不敏感的。她曾经在身患阑尾炎的状态下工作了一周，甚至后来疾病恶化成了腹膜炎和坏疽。但是这次分娩她经受的疼痛是她从未体验过的。当时，她已经动都不能动了。这种痛不是一种健康的、生产的疼痛，但是医生们却仍然一直告诉她一切正常。最后，她被送到了医务产房。她告诉助产士她觉得非常不对劲，院方需要对此做点什么。然后她却再一次被告知，别傻了。

然后，助产士换班了。一个新的助产士过来监护维泰，情况突然变得很危急。

她立即开始接受输氧，因为她每次一呼气，婴儿的心跳就会停止。当时没有麻醉师值班，他们不得不从睡梦中叫了一个过来——他们对此完全没有准备。最后，她的剖腹产是由一位年轻的医生完成的，因为再也找不到其他的外科医生了。他们一直说，他们只有 3 分钟的时间来救这个婴儿，周围每个人都惊慌失措，而维泰却只能躺在那里、无法动弹，她只能尽量深呼吸来给婴儿输送氧气。

在手术结束、女儿已经安全出生后，那个曾经对她的抱怨表示不屑的年轻医生站在门口（很显然他并不想站在那儿），对她说："你是对的，我们差点让你们两个人失去生命，对不起。"不幸的是，没有人在场听到这句话，也没有留下任何证据。小婴儿足月出生却只有不到两千克，所以被直接送去了特别护理病房。尽管巴里在剖腹产期间被请了出去，但他还是在卡娅刚出生时就抱到了她，并且马上就感受到了跟她的亲密联结，但是，他却没有意识到维泰的情况有多严重。他高高兴兴地离开了医院，离开前还给小宝宝拍了一张拍立得照片。

另一方面，维泰却完全感受不到跟这个小宝宝的联结。巴里把照片带回了家，婴儿却被留在特殊护理病房里。维泰只模糊地记得剖腹产后曾看到过女儿。她自己也病得很厉害，一直在输液。两天后，她意识到自己应该被带去看看卡娅的。没有人愿意或鼓励她这么做，在她的坚持下，他们用轮椅推着她去看望了自己的孩子。

对于维泰来说，没有什么比媒体中播出的新妈妈们田园诗般美好的画面更遥远的事情了。

尽管她还病着，但还是下定决心要母乳喂养。在她第一次去特别护理病房后，她就坚持每两个小时去一次，日夜不断，这严重剥夺了她的睡眠。有一次，她睡过头了，错过了一次喂奶。她没有得到任何支持，病房的护士让她走开，自己用奶瓶喂了卡娅。没有人理解和在意她病得有多难受。

卡娅在特殊病房被护理了 5 天，谢天谢地，她是个适应力很强的小婴儿，医护人员们对她的进展都感到很高兴。但是维泰和卡娅都在医院感染了病毒并被隔离了起来。就是从这时候起，维泰开始听到声音。她告诉了护士，但护士只是让她躺着好好休息。似乎没有人有时间管她。她非常害怕却得不到任何帮助。在回家的前两天，她开始偏头痛，这些症状断断续续持续了 6 个月。

她在孩子出生第 10 天时跟小婴儿一起出院回家了。

在家里安顿好以后，她给医生打电话询问偏头痛怎么办。她已经完全显示出了产后抑郁症的所有症状，却都被忽视了。她最大的创伤就是，她完全缺乏支持。从她到达医院那一刻起的恐惧（那时候她的分娩已经开始了）到她担心在特殊护理病房的孩子的焦急，她遭遇了一段可怕的经历。巴里前两周待在家里，尽其所能地给予她帮助。

"他对卡娅的到来感到开心极了。巴里在家的两周情况还算不错，尽管他几乎没太管我和卡娅。他全情投入地做一个手工活，在我回家的第二天，他甚至把厨房的屋顶拆掉了。这也导致接下来的 6 个月，房间里到处都是灰尘。"

维泰一直生病卧床。"我真的是几乎看不见巴里的人，他要么就是在修整屋顶，要么就是在做手工活。有一天，他去了酒吧，而我感觉非常害怕，基本是一分一秒地熬到了他回家。我觉得非常恐惧，不想让宝宝接近我。"这种意料之外的情绪让她意识到，她并没有跟卡娅产生亲密的情感联结，尽管她一直严格用母乳喂养。"她好像不是我们任何人的孩子。她长得不像我，在各方面都跟我不一样。我觉得她就不是我的孩子，我很难把她当成自己的孩子。那种感觉就好像是我又多了一只动物要照顾。卡娅是我的一份责任，但是我对她毫无感觉。"

事后看来，维泰觉得，这可能是因为她一直希望可以看着自己的宝宝出生，但是却没有看到。她始终觉得难以确信她是从哪里来的。维泰的肚子只是微微地鼓起，因为婴儿的身材很小，维泰几乎从未因为孕育她而感觉到不舒服，而在她出生的时候，自己又完全失去意识了。当她醒来时，宝宝已经在那儿了。她没有看到也没有感受到宝宝出生的过程，尽管宝宝已经活生生地在那里了，但她从来没有体验到把她生出来的感觉。

巴里不得不返回海上工作了。除了小婴儿之外，维泰还有 4 只山羊、2 匹小马、1 匹大马、24 只鸡、4 只猫和 2 条狗要照顾。在维泰怀孕时，她和巴里曾经想过减少一些动物，但是它们大多都是没人想要的流浪动物。在怀孕之前，照顾这些动物是很有趣的一件事，维泰从未料到自己会病得这么厉害。

"我觉得很麻木，就好像自己已经不存在了。我觉得头晕目眩，视物模糊，感觉一切都软绵绵的，我看不清卡娅的脸，也辨认不出她的容貌——这种奇怪的感觉整整持续了 6 个月。生理上，我一直觉得非常疲惫，无法入睡。我每两个小时就起来喂一次奶，但是卡娅并没有因此而正常发育。我变得非常焦虑和害怕，刚一入睡就会马上醒过来，然后所有的情绪如潮水一般涌来。"

白天，维泰要做所有这些事情，如洗衣服、打扫卫生、熨衣服等。她甚至还在白天卡娅睡觉时，重新换了沙发罩，训练了两匹小马！她还需要照顾所有的动物，保持工作中的一些联系，参加一些奇怪的会议。"除了一个朋友会在有空的时候每周带着两个孩子过来看我之外，我几乎没有得到任何帮助。这个朋友也在经历着产后抑郁，尽管她无法帮我做任何实际的事情，但她仅仅是在这里，就已经给了我很大的支持。"

"卡娅出生时，我才搬到这里不久，在这儿没有几个熟人。因为我还要工作，所以不能规律地去买东西，我感觉好像根本没有人关心我。巴里在海上工作了很长一段时间，我最大的恐惧就是，如果我死了，都没有人会发现，而卡娅会因此饿死。我真的很害怕，我在卡娅很小的时候，就训练她学会如何从大门上的猫门中爬出去，以备不时之需。我也开始非常担心卡娅的健康。跟其他婴儿相比，她显得很虚弱。她可能会死的想法占据了我的脑海。我觉得她不太健康，但是所有人，包括健康顾问都告诉我，别傻了，唯一的问题就是我没有好好喂她。"

"结果证明，我是对的，他们再一次错了。卡娅的心脏有问题，这是导致她成长很慢也很虚弱的原因，尽管我们一直规律地去看儿科医生，但是直到她四岁半时，才被诊断出来。我那时候才意识到，是我悉心的照料，稳定地满足她的需要，才让她能够健康地成长到这么大。我那时候还非常害怕我会不小心（那个阶段还不是故意地）让她掉在地上或遭遇别的危险。她真的很小、很脆弱，非常难照顾。"

即使巴里从海上回到家，维泰也没有跟他睡在一个房间，因为卡娅跟她睡在一个床上。这样的情况持续了两年，因为卡娅日日夜夜都需要喂奶，这样睡会方便一些。他们两人中有一个人睡不好就够了，而且因为一直母乳喂养，所以巴里也没法帮忙。

巴里在家时，他可以照顾那些动物，这对维泰来说是个很大的解脱，他也可以帮忙照顾卡娅，这样维泰就可以做其他的工作。"即使他在家，我们之间也很少交流。这确实影响了我们的关系，从那时起，事情就变得不一样了。我们没有独处的时间，我们再也没有之前那种共度时光的感觉了。"

在助产士不再来家里探访后，维泰有了一个健康顾问。但他们彼此都不太喜欢对方。一开始，维泰很努力地听从她的建议，希望得到她的认可。她那时觉得自己很脆弱，希望做正确的事情以得到他人的认可。然而，她很快意识到，自己什么都做不好。健康顾问似乎一直认为卡娅的虚弱和成长缓慢都是维泰照顾不周而导致的，所以完全没有给她任何积极反馈和支持。但不幸的是，这个健康顾问是唯一跟她交流的人。"尽管她很有权威，但是她真的没帮上什么忙，而且在来了两次之后，就拒绝再来了。"

"然后我就不得不频繁地去诊所，因为卡娅长得太小了，体重增长很慢。但是我其实一点也不想开车出去，因为我身体太不舒服了。除了疲惫和其他症状之外，从怀孕那时起我还得了腕管综合征（一种腕部疾病），这使我开车也变得很困难。那时候，虽然还有轻微的症状，但我依然坚持去看健康顾问。起初每周去两次，后来变成一周一次，这给本来就压力很大的现状增加了更多的压力。"

当卡娅5个月大时，她的体重完全停滞了。维泰曾经试图给她断奶。在她10个月大的时候，她的体重只有不到5千克。她是那么娇小纤弱。到了那时，周围的人开始给维泰施加压力，因为他们觉得最初卡娅是成长得很好的。

维泰尝试给卡娅添加各种食物，但她就是不接受任何固体辅食，所以维泰只好带她去看儿科医生。卡娅精神健康、聪明、活泼、需求很高。她的发育也比较正常，但她的体重和身高却就是增长不上去。她每个月看一次儿科医生，在一次看诊的过程中，医生说卡娅病了，也许是因为进食困难，也许只是成长问题，但她需要立刻转院到位于彭赞思的西沃尔康医院，不能回家了。这家医院距离她们当时所在的医院有60多千米远，而维泰当时仍然病得很厉害，根本开不了车。

这家医院的医务人员在给卡娅问诊的同时，也在观察维泰，因为那天她有些感冒，身体比平时还要难受，她觉得很想哭，也很难应对各种事情，医生们开始怀疑她是否具有做母亲的能力。"我们到达之后，医院的医护人员非常明确地表示，他们不希望我跟卡娅在一起。我感到非常困惑，不明白为什么。按常理，不是应该要求妈妈们跟小婴儿们在一起的吗，尤其还是生病又体重过轻的小婴儿？我真的没法把卡娅单独留下来，所以我当天把她带回家了，第二天又把她带过来。医护人员们都觉得我特别不称职，因为我就只给她吃母乳，完全不给她添加固体食物。他们觉得我根本不知道怎么照顾孩子，觉得我做的一切都是错的！"

"我在大学时修过儿童护理的课程，我也辅导过年轻妈妈们如何照顾孩子。我每天 3 次喂卡娅食物，辅以母乳和果汁等。尽管我做了所有的一切，但她就是拒绝吃，所以才营养不够，没能健康地成长。但医院的全部目的似乎就是想着怎样把卡娅从我身边带走。他们认为我才是她不吃东西的原因。他们认为只要她离开我的身边，就会开始吃东西并健康成长。"

卡娅在医院住了 7 天，结果感染了一种病毒，导致她呕吐不止，所以她体重又减轻了一些。医院要求维泰挤出母乳来检查，觉得可能是母乳有什么问题，认为这才是卡娅呕吐的原因。他们还在暗中调查维泰，想知道她对孩子是不是有不当的对待。

"他们居高临下地把我当成一个无知的女人，虽然我强调说自己从卡娅 3 个月大起就一直在喂她吃固体辅食，而她就是不肯吃，但医护人员的表现就好像我从来没有尝试过一样。其实他们尝试给卡娅喂固体食物也没有奏效。我非常担心，觉得我的孩子可能已经病入膏肓了——他们从来没有告诉过我其他的可能性。医院完全没有进行任何医学检查——他们只是在想办法证明我是一个不称职的妈妈。有一次，我对一个表现得比较有同情心的护士说了我对失去卡娅或不能好好照顾她的担心。而这次对话中我说的话，后来却在一次个案讨论会上被作为证据引述。"

医院继续努力证明他们的观点，并开始给卡娅喂奶油，显然这是与牛奶最相近的食物了。理所当然，卡娅接受了奶油。在这些事情发生时，巴里依然在海上工作，而卡娅的体重依然在下降。尽管院方一再劝阻，维泰还是坚持每天去探望卡娅，除了有一次她病得太厉害了。而一直劝阻她探望孩子的院方，却在后来的一次个案讨论会上，把她那一次没来探望作为她不称职的证据。从家到医院往返一趟有 60 多千米，她那个时候病得很厉害，如果院方允许，她是非常乐意留在医院的。那个时候，卡娅依旧病着，维泰知道一定有哪里不对。卡娅在住院之前比现在还要健康些。他们开始给卡娅输液，却依然不允许维泰给她喂母乳。

根据那时候住院的青少年病人们说，卡娅让所有人都彻夜难眠，因为她不停地尖叫，因为她病了，而且突然之间失去了唯一可以进食的食物（和安抚）——母乳。"从那之后，我就尽可能待在医院里，如果卡娅愿意吃母乳，我就会知道她其实是不需要输液的。没有人能让卡娅开口吃东西——她就是什么都不吃。这不是因为我没有努力。"

在维泰毫不知情的情况下，医疗专家们却计划了一场针对卡娅的个案讨论会。维泰想知道他们为什么不允许她把卡娅带回家，她去见了一位住院社工，维泰把她看作支持自己的同盟。因为自己也是一名社工专业从业者，所以在那个阶段，她很信任在社工服务体系中的人，把自己的心事都倾吐给了这个社工。当那个社工告诉她，医院已经计划了一次个案讨论会时，她完全震惊了。在社工服务体系工作这么久，她完全不能相信，这个系统居然会在她不知情的情况下安排这种事情。然后维泰去找了她一个特别亲近的朋友，那个朋友是一名高级缓刑监督官。医院本来是计划让卡娅继续住院，直到个案讨论会结束，但是卡娅的这位朋友担保，维泰可以跟自己待在一起，这样可以让医院放卡娅出院。

"到了那个时候，我真的是彻底抑郁了。我没有一直跟我的朋友待在一起，因为我还要照顾那些动物们。令我最惊讶的是，虽然每个人对我是否能照顾好卡娅都表现得那么担心，但在卡娅出院到个案讨论会那天之间，却没有一个人来探访过、检查过我们的情况。那时候我真的太痛苦了，我是那么需要有人来探访。如果他们真的那么担心我是否能照顾好卡娅，为什么他们还会只留我和卡娅单独在一起呢？如果我真的这么不称职，那我必然会不再喂她吃东西，甚至完全忽视她。我觉得自己被抛弃了，在恐惧中等待着下一次个案讨论会。我希望将个案讨论会推迟一周，等到巴里回家来能给我一些支持的时候，但是他们完全不听。我是那么需要他的支持，但是他们却不愿意更改个案讨论会的日期。他们似乎完全不考虑巴里的存在，把我当成一位只有一个性伙伴的单亲母亲一样对待。"

"这一切发生在他女儿的身上，而他甚至没有办法选择是否在场！而我呢！那段时间，我还依然在做青少年社工的工作，照顾卡娅和这些动物——我也很忙啊。个案讨论会的时间对我来说也非常不方便。本来那天我还有工作要做，我真的很难告诉我的雇主——康沃尔郡理事会，我那天需要请假的原因居然是我要参加我自己孩子的个案讨论会。"

尽管如此，维泰还是不得不只身前往。没有人能陪她一起去。卡娅依然病着，却没有人来为他们如此担心的卡娅做做检查。

那个缓刑官朋友想来参加这次个案讨论会，但是当她向自己的雇主申请时，却被告知这会有损她作为缓刑官的职业地位。但是她依然在个案讨论会的前一天晚上来看望了维泰，帮她准备在会上的发言。这个发言是基于这样的"事实"，因为他们从医学上找不到卡娅的问题所在，所以专家们认为维泰是一个不称职的妈妈，她在让孩子挨饿。

从卡娅 8 个月大开始，维泰每周会工作 3 天，并把卡娅送到一个日间托儿所。尽管日托所可以作证，但社会服务机构并不愿意让他们参与进来。事实上，维泰曾经在午休的时候赶到日托所给卡娅哺乳，而在其他的时间里，日托所每次想要给卡娅喂食都是失败的。专家们在听取维泰的任何发言之前，就已经在考虑对卡娅实施强制监护，甚至告诉她在个案讨论会完成后就可以自行离开了。

卡娅并没有被强制监护，但是整个情况引起了维泰巨大的道德恐慌：不，他们面对的并不是大街上随便的一个女人，他们面对的是一个专业的同行。这样的情况对任何人来说都糟透了。

在个案讨论会上，他们指派给维泰的是一名叫阿尔温的社工——她说自己曾经杀死了自己 6 个月大的孩子。维泰是在个案讨论会上第一次见到阿尔温的，那时维泰忙于工作，而会议却在维泰不在场的情况下就已经开始了。这个女人在她们等待的时候告诉维泰，她永远不能原谅自己，总觉得自己的孩子是死于自己没有恰当地喂养他。

他们怎么可以把有这样的个人问题的人分配给自己呢？很显然他们已经认定了，维泰也在因自己对孩子的忽视而杀害自己的孩子。

"我对那次个案讨论会最深刻的记忆之一，就是那种为自己珍视的一切而战斗的感觉。让他们相信我可以照顾卡娅是非常重要的。我让自己振作起来。巴里和我的关系很好，但是如果卡娅被强制监护是因为我被认定对我们的孩子有危险，而他在海上对此无能为力，我们的关系还能持续吗？我能够振作起来，让那些权威们相信自己对卡娅来说是安全的吗？我不这么认为。那时候我确信自己真的得了精神疾病。我所珍视的一切都被毁了。我失去了自己的家庭、自己的丈夫，当然还有自己的工作。如果自己的孩子被强制监护或相关机构的人员担心我会忽视或伤害她而把我列入风险名单，那我就不可能继续从事青少年工作了。我的工作对于维持我的自尊是非常重要的，某种程度上，是我的工作让我能够振作起来的，因为它会让我觉得自己还有一技之长。"

另一件维泰印象颇深的事情是，在讨论会已经结束的时候，她忽然哭了起来，并告诉大会主席她担心卡娅生病了，很有可能会死掉。而那个女人回答她，他们也很担心卡娅会死掉，这让维泰更加担心了。直到后来，维泰才意识到大会主席的意思是，他们担心维泰的行为会害死卡娅！"那次个案讨论会带来的唯一的好事是，他们把我的健康顾问换成了丹妮尔·莫恩，她真的很棒。她给了我很多很好的帮助和建议。我多希望从一开始就认识她啊！"

随后，一名家庭助手被派去调查维泰，但是她并没有发现任何不对。她知道维泰没有忽视自己的孩子。因为她每次在喂食的时间到访时，都会看到维泰在给卡娅哺乳，也看到维泰在尽其所能地做各种尝试。"那种感觉就好像每个人都很确信我就是问题所在。这一切让我忍无可忍，在个案讨论会的3 个月后，在我的要求下，他们从我家撤了出去——他们完全没有找到任何证据。"

"他们给我提供免费的育儿服务，还有其他东西，但我还是觉得他们的参与并无帮助，因为这一切都基于他们认为我对自己的孩子是有伤害的。我知道自己那时非常抑郁，但是我从没有因此得到过任何帮助，尽管我很希望自己能够在这方面得到帮助。有一次我去见医生，坚持让他给我推荐一名精神科医生。然而这位精神科医生并没有为我进行任何治疗。他似乎认为，我的孩子已经一岁多了，所以我并不需要帮助了。他给了我联系方式，并告诉我，如果我以后再生孩子时产后抑郁症复发，可以再来找他。为什么我就是得不到我迫切需要的帮助呢？"

在医院和社会服务系统中的一系列经历，完全打乱了维泰的生活。

当不再有个案讨论会且社工服务都撤出以后，维泰开始需要跟卡娅单独过夜了，她变得很害怕。那时，她因抑郁而病倒了，对于生孩子给自己生活带来的改变感到极度愤怒。她觉得如果社会服务系统不来干扰她，抑郁症又能得到恰当的治疗，那么她本不必经历这些。她开始因为这些经历而对卡娅心怀怨恨，但又在很努力地压抑自己对卡娅的愤怒。然后她开始觉得，之所以会发生这些事情，一定是因为自己哪里不对。跟社会服务系统打交道的这次经历，彻底击垮了她。

"我的自我形象已经跌入谷底。那时我的工作也受到了威胁，因为我的上司已经知道了我的情况。我开始怨恨卡娅，觉得这一切都是她的错。我也开始觉得，如果那么多专业人士都认为我不是一个称职的妈妈，一定是有原因的。这种感觉就好像是，自从生孩子以后，我的整个人生已经破碎了。我无处可去。有一段时间，我甚至到了想杀掉卡娅的程度——我想让卡娅远离我，到哪里都行。我甚至已经在脑海里做了全盘的计划。我感觉自己就像一个罪犯，也开始觉得自己对于孩子来说是最糟糕的存在。毕竟，无风不起浪。我到底做了什么，带一个孩子来到这个世界上却不能让她茁壮成长？我开始觉得这个世界不是一个美好的地方，如果在这么短的时间里都已经发生了这么多糟糕的事情，那么卡娅以后的人生会是什么样呢？我不希望她受苦，我需要带她离开这些苦难。"

"在我住的地方附近有很多荒凉的村落，有湖泊、沼泽、河流和丛林，我曾在各种各样的时刻带着卡娅经过这些地方，认真地考虑过把她扔进去。没有人会知道的。"维泰知道，如果她已经下定决心，没有人能阻止她。她有办法做得到。因为这些念头，在巴里不在的夜晚，她会把所有锋利的刀具都扔到花园后面的矿井里。她已经不能信任自己了。

经过这个阶段，维泰已经充分地确信，她自己才是那个需要得到支持的人，而不是卡娅。如果她在最初就能得到她所急需的支持，而不是不断地遭受批评和指责，这会对她的康复大有裨益。但事实并非如此，没有人认为她需要帮助，尽管通过保护和帮助维泰，他们也是在保护和帮助卡娅，但他们却只对孩子感兴趣。

维泰一直得到的是完全相反的对待，正因如此，她才会在那时对自己的孩子有那么多可怕的想法。即使他们真的对卡娅强制监护了，她知道，如果自己真想这么做的话，她还是能够杀掉卡娅的。"如果你真的想，你能够在5秒内做到它。其实，对妈妈的支持，才是真的会让孩子受益的行为。无论如何，他们的做法并不是真正在保护卡娅，因为他们激起了我无法控制的怨恨。"

维泰意识到自己迫切需要帮助，所以她每周自费进行心理咨询，这个费用在最初是比较昂贵的。她有过两个咨询师，第一个是一位非常友善的咨询师，另一位会更加具有挑战性一些——她设计了一套自己的治疗方法。维泰选择的咨询师都是独立执业的，跟政府没有任何关系，她知道，在那里自己可以讲任何自己想说或需要说的话。私人执业的心理咨询师认为维泰不会伤害自己的孩子，并告诉她，如果自己判断维泰真的会伤害自己的孩子，她是会去上报的。咨询师认为维泰的那些念头只是自己的恐惧。

"当我已经完全克服了我会杀掉卡娅的那些感受后，我去了一家儿童和家庭中心，那里的服务是免费的，并且它属于卫生部管理，而不是社会服务系统。我非常感激我的治疗师克里斯汀·斯莫尔，她可以非常好地感受并理解我跟她说的内容。我不会再冒险让社会服务系统给我添任何麻烦了。"

这个中心确实帮到了她。虽然一开始维泰是因为自己的问题去那里，但后来她在自己的工作方面也跟他们建立起了专业合作关系。

"跟产后抑郁症协会的咨询师进行的那次电话咨询是真的有帮助的。我可以告诉咨询师我最可怕的担忧和念头，因为我知道我永远都不会见到她。她也经历过同样的情况，现在她的孩子已经 7 岁了。在我特别愤怒时，她可以倾听我。谢谢你，丽贝卡，谢谢你倾听那些对我自己来说都毫无意义的情绪负担。"

随着这一切的发生，维泰被告知情况已经发生变化了——但是她并不相信。她因为工作缘故要参与到社会服务系统中，然而她讨厌向别人推荐这个系统。

后来，一位资深社工问她，为什么在自己最糟糕的那 6 个月，她没有继续在这个系统中寻找支持。她建议维泰说，这样其实会让事情容易很多。然而，对于维泰来说，社工的帮助完全违背了自己的原则。他们在未被邀请的情况下就强行介入她的生活，她对此很难容忍。如果他们给她提供了恰当的、她所需要的帮助，她也会继续在这里求助的。因为她是一个聪明的女人，知道为自己抗争，她所经历的这一切都是一种创伤。如果她是一个更不善于表达或受教育程度更低的女性，也许反而会在某种程度上更容易一些。而那些专家们只是让情况变得更艰难了——在她生病时，他们帮了倒忙，而这一切让她在痛苦的深渊挣扎，让她在后来两年的时间里一直想要自杀，但即使这样她都没有真正想伤害卡娅。

在维泰刚刚开始有所恢复时，在她居住的村落里，一个年轻的姑娘自杀了。维泰认为那个姑娘也在经历着产后抑郁症。这场自杀事件对她产生了很深的影响。"凯伦的孩子比我的孩子小一岁。我跟她并不是很熟，她比我小很多，但是我的丈夫跟她的丈夫关系不错。我一直觉得凯伦患有抑郁症。我能够感觉到她跟我一样在煎熬着，我感到很痛苦，因为我自己的病情，我没能帮到她。她比我更加隔离退缩，很少跟人交流。然而，她确实知道我了解她的感受。一次我遇到她在很痛苦的状态里推着婴儿车在村子周围到处走。我不由自主地对她说：'你推着她到处走是因为你很害怕自己会伤害她。'她听后情绪崩溃了，说了一些自己的痛苦。我能做的所有事情就是表达理解和同情——我没法做更多了，因为那时我自己也病得很重。"

"她自杀那年，她的孩子才 3 岁。那时候她跟先生的关系已经破裂了，她一个人独自生活。社会服务系统也曾参与到她的生活中，但我估计他们参与的原因可能和当初我的情况是一样的。事实上，她是在自己的女儿被社会服务系统带走后自杀的。我不知道她的抑郁症有没有得到治疗。这件事之所以对我有影响其实包含很多原因。我感到很内疚，因为我知道她在饱受煎熬，却什么也没做。我那时候还是有想自杀的感受，她的自杀让我知道，自己的想法真的有可能成真。那时候，卡娅会失去妈妈的想法阻止了我将自杀的想法付诸实施。但是在凯伦死后，她的女儿被爸爸接走了，得到了很好的照顾。"

"那个孩子会因此离开一个抑郁的家长，跟另一个情况稳定的家长一起生活，而爸爸几年后也可以再婚。这也证实了我的担心，也许不跟一个抑郁的妈妈生活在一起，对卡娅来说是一件更好的事情。但最让我感到抑郁的是，这个社会服务系统就这样让一个年轻的姑娘彻底失望了。在所有这些支持和帮助下，她依然孤独、痛苦地死在了自己手里。还有什么会比这更糟呢？"

"为什么这个社会不能应对这种非常常见的疾病——产后抑郁症？"

"在接下来的一年里，我尽我所能地照顾凯伦的女儿，我用这样的方式去对抗我上面提到的种种感受。她的爸爸使用我们的一间外屋做了工作间，我会替他照顾他们的孩子，让她的爸爸能有一些空余时间工作。我觉得，通过这种方式，我好像在为凯伦做一些在她活着的时候我没能做到的事情。"

维泰认为，她抑郁的另一个主要原因是，她发现自己很难对别人负责。但随着她的孩子逐渐长大，这种情况也逐渐好转了。"因为卡娅长大了，我知道即使没有我，她也能活下去了。而负责任这件事，也许这辈子都将是我的一个小烦恼。"

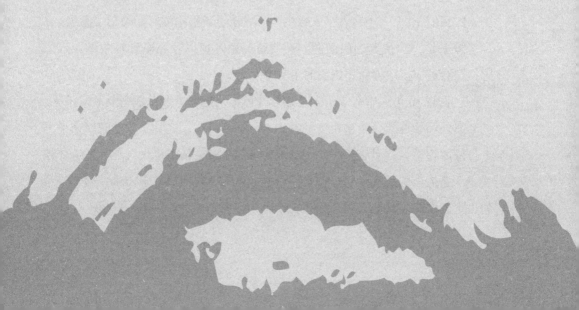

第 11 章

**发病因素与治疗**

在仔细研究了第 1 ~ 10 章的 10 个案例之后，我试图在这些个案中，找出一些导致产后抑郁症发作的共同因素。我请所有被我访谈的女性，包括书中提到的这几位，都讲述了一些她们生孩子之前的生活，以及她们怀孕和生产过程中自己的体验。我觉得这件事情是非常重要的，因为这本书的目的之一就是表明，尽管我们各自有着完全不同的个人情况和背景，有着截然不同的人生路线，但是我们却都在生命中的某个阶段有了相同的经历——产后抑郁症。

## 共同因素

1. 我们 10 个人的性格都比较自信、外向，都很独立，其中有 8 个是事业型的女性。

这 3 个因素放在一起，可能就会导致妈妈们变得抑郁，因为养育孩子会给她们的生活方式带来巨变。她们需要对另外一个人负责，也会对伴侣产生一种依赖感（经济上或情感上），而这是之前她们没有经历过的。较之事业上的成就感，大部分事业型的女性都会觉得照顾一个小宝宝严重缺乏脑力刺激。如果她们觉得平淡、厌倦自己的角色，她们会因为生活中缺乏激情而感到抑郁。

2. 我们 10 个人中有 4 个人在生产前或孩子还很小的时候经历了搬家。

搬家是一个主要的应激源。需要适应新环境以及在新环境中的不熟悉感，只会进一步增加新妈妈们的不安全感。

3. 我们 10 个人中有 3 个人是计划外怀孕，还有 1 个人是完全不想怀孕。

意外怀孕可能会带来巨大的冲击——不可否认，这对于一些家庭来说是个美好的惊喜，但对于另一些家庭来说可能是对生活的巨大破坏。适应要迎接一个新生命的过程可能是非常痛苦的，可能需要面对很多困难，做出一系列决定，这个过程会有很多情感掺杂其中——尤其当有任何一方对于是不是要保留这个孩子心存疑虑时。

4. 我们 10 个人中有 5 个人在孕期就出现了抑郁的征兆。

在产前护理中，需要密切观察抑郁的征兆。如果在产前出现了抑郁的症状，罹患产后抑郁症的概率会高很多。如果这部分能够在怀孕期间被恰当地处理和治疗，可以使整个家庭都免受新妈妈罹患精神疾病带来的负面影响。而这种疾病可能会在产后进一步恶化。

5. 我们 10 个人中有 4 个人都经历过流产或曾面对可能流产的危险。

我自己经历过两次流产，我知道这个经历会让人在怀孕初期非常害怕自己可能会失去孩子。这种恐惧剥夺了怀孕的乐趣，带来了极度的焦虑和不安。在一些极端的案例中，这种恐惧会变得很偏执，甚至会认为自己可能生出一个异常的胎儿或死胎。

6. 我们 10 个人中有 2 个人遭遇了很糟糕的产前护理，有 8 个人分娩的体验很糟糕，有 4 个人在生产过程中都没有连续被同一个助产士照顾。

如果产前医护团队非常没有支持性，怀孕所带来的乐趣就会变得很短暂。在孕期感觉到安全、放心、自信是非常重要的。如果一个妈妈对她的产前护理没有信心，她的疑虑、不安全感和对产前医护团队的不满，会在产后浮出水面，导致之后的抑郁情绪。经历很糟糕的分娩体验的女性也是如此。

7. 我们 10 个人中有 5 个人都经历了跟宝宝产生亲密感方面的直接困难。

这个因素会在第 13 章详细介绍，小标题为"母婴关系障碍——推迟"。

8. 我们 10 个人中有 3 个人在分娩后没有得到医院的支持，有 4 个人都有过早出院的经历。

一旦从产房回到病房，从护士那里获得良好的支持就变得非常重要了，护士可以在喂奶、洗澡和如何照顾婴儿方面给予帮助。如果生产过程很顺利，妈妈们通常会很快——往往在奶水和产后抑郁都没有来临的时候，就被安排出院了。

在家庭环境中，这些不确定性和不安全感，以及很有可能会出现的产后情绪低落，都会在很大程度上导致产后抑郁症的发作。如果没有得到医护人员足够的支持，妈妈们在面对自己的新生儿时，常常会感到紧张和不自信。她们不知道宝宝为什么哭，也许更重要的是，她们不知道自己为什么也在哭。

9. 我们 10 个人中有 4 个人都在生产之后就生病了。

大部分的女性在生孩子之后都会感到有些疲倦和情绪波动。即使在正常的情况下，回归到原来的生活都是比较困难的，而如果你紧接着又生病了，那么这个适应的过程可能会更久。而人在经历病痛之后，都会有一段时间觉得状态不佳。在这种感觉很不舒服的情况下又要去照顾一个新生儿，就相当困难了。同样，这个因素也会导致抑郁的感受——尤其当无法从周围获得任何实际帮助时，更是如此。

10. 我们 10 个人中有 4 个人的宝宝都生病了。

跟流产一样，有一个生病的宝宝，或者只是想到自己的孩子有生病的可能性，都足以让做妈妈的快乐瞬间消失。有些妈妈会因为太害怕失去自己的孩子，而拒绝跟孩子产生亲密感。就像你在第 7 章中看到的，当盖尔被告知自己的孩子心脏有问题时，她就经历了这个过程。在不这么极端的案例中，妈妈除了对婴儿的健康感到焦虑之外，也还会有其他的压力，如需要应对婴儿持续的哭泣，总的来说，婴儿确实需要很多的照料和关注。

在下面的总结中，我会聚焦于这些案例中表现出的常见症状和压力因素。尽管它们很容易跟个人的担心、普通的疲惫、产后低落情绪的延长或者适应新生活困难这些情况相混淆，但这些症状和压力因素是产后抑郁症发作的关键指标。如果出现下面提到的任何症状，都应该立即进行深入了解，而不应简单将其视为是正常的。如果能够跟健康专家就这些症状进行讨论，在早期阶段正确应对，长期抑郁的可能性便会被大大地降低。

我把这份总结分成 3 个部分：常见症状、一些可能导致抑郁或让抑郁症状加重或延长的事实，以及各种治疗方法的有效性。

## 常见症状

1. 我们 10 个人中有 5 个人之前都缺乏照顾孩子的经验。

2. 我们 7 位采用母乳喂养的妈妈中有 4 位都遇到了喂养的困难。

3. 我们 10 个人在回到家以后，都感受到很难跟宝宝产生亲密感（其中有 5 个人在分娩之后就遇到了这个困难）。

4. 我们 10 个人中有 4 个人表达过讨厌宝宝的哭泣。

5. 我们 10 个人中有 5 个人感受过想伤害宝宝的冲动。

6. 我们 10 个人中有 6 个人感受过很害怕单独跟宝宝在一起。

7. 我们 10 个人都觉得"失去了自我身份认同感"，觉得自我形象很差。

8. 我们 10 个人中有 7 个人都遇到了睡眠困难。

9. 我们 10 个人都描述自己有一种被隔绝的、孤独的感觉。

10. 我们 10 个人中有 8 个人都缺乏性欲。

11. 我们 10 个人中有 7 个人都对自己的伴侣感到怨恨。

12. 我们 10 个人中有 4 个人跟伴侣之间的关系产生了问题。

13. 我们 10 个人中有 8 个人都表达了自己有一种弥散性的、没有对象的愤怒感。

14. 我们 10 个人中有 9 个人都存在大量负面的想法和感受。

15. 我们 10 个人中有 6 个人都给自己设定了错误的或不必要的目标。

16. 我们 10 个人都感受到了大量的焦虑或恐慌。

17. 我们 10 个人中有 6 个人同时患有身体上的疾病。

18. 我们 10 个人中有 7 个人都曾想死或有过想自杀的感觉。

19. 我们 10 个人都经历了极度内疚的感觉。

# 事实

1. 我们 10 个人中有 6 个人都缺乏实际的帮助。这 6 个人中有 2 个人还缺乏伴侣的支持。

2. 我们 10 个人中还有另外 2 个人也缺乏伴侣的支持（总计有 4 个人）。

3. 我们 10 个人中有 5 个人重返了工作岗位。

4. 我们 10 个人中有 6 个人都经历过比较糟糕的童年。

5. 我们 10 个人中有 1 个人产后抑郁症的时间持续不到一年。

6. 我们 10 个人中有 4 个人产后抑郁症的时间持续了 1 ~ 2 年。

7. 我们 10 个人中有 5 个人产后抑郁症持续了 2 ~ 3 年。

8. 我们 10 个人中有 3 个人后来患上了严重的经前综合征。

# 治疗与康复

1. 我们 10 个人中有 6 个人都接受了抗抑郁药的治疗（这 6 个人中，抗抑郁药对其中 4 个人有效）。

2. 我们 10 个人中有 3 个人接受了激素治疗（对于盖尔来说，激素治疗让她痊愈了，而对于皮帕和朱莉来说，激素治疗只缓解了她们经前综合征的症状）。

3. 我们 10 个人中有 4 个人服用了安定类药物，帮助自己减轻了焦虑发作，但并没有治愈自己的抑郁。

4. 我们 10 个人中有 8 个人接受了心理咨询或看了精神科医生（对于这 8 个人都有效）。

5. 我们 10 个人中有 5 个人认为支持性团体对于她们的康复是有效的。

6. 我们 10 个人中有 8 个人认为来自伴侣或朋友的支持对她们的康复有

极大的贡献。

7. 我们 10 个人中有 5 个人在恢复工作后，都感觉自己好了一些。

8. 我们 10 个人都表达了渴望留给自己一些空间和时间的想法，其中 6 个人在得到了定期的自由时光后，真的觉得抑郁感少了一些。

## 结论

尽管经历了可怕的产后抑郁症，10 个人中有 5 个人后来还是选择了再生一个宝宝。也许她们跟我一样，觉得产后抑郁症不会再次发作，尤其在我们已经有了做妈妈的经验以后。不幸的是，5 个人中有 4 个人的产后抑郁症都复发了，但是因为能够更早地识别症状、寻求医生的帮助，所以她们很快就都康复了。

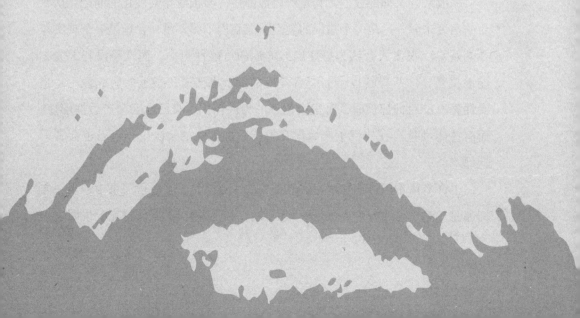

第12章

**另一半：雪中送炭或雪上加霜**

　　本章的第一部分和最后一部分是由马尔科姆·乔治博士撰写的，他在圣巴塞洛缪学院和伦敦皇家医学院的生理学系男性研究小组，从丈夫的角度对产后抑郁症进行了多年研究。本章的其余部分包含了对书中案例贡献者的男性伴侣的采访（愿意参与的），以及这些女性对于自己伴侣的感受和看法。

## 男性的做法很悲哀——但并不坏

　　产后抑郁症，顾名思义，与怀孕和生产后的经历密不可分。可能因为这种联系，这种类型的抑郁症被完全看成是"女性化的"。患有产后抑郁症的女性常常觉得自己很少能够得到男性伴侣实际的或情绪上的支持，人们对此非常理解，但很少会有人认为，讨论男性伴侣与产后抑郁症的关系是有必要的。

　　值得赞扬的是，本书的作者也遭遇过同样的经历，而她能够看到，关于男性伴侣与产后抑郁症的讨论，可能会让女性和男性都受益良多。很多关于产后抑郁症和普通抑郁症的学术和医学研究都支持这个观点。因此，我很开心有机会对此提出一些自己的观点，希望能够对迎接新生命到来的伴侣双方都有帮助。

　　一般来说，抑郁症，尤其是产后抑郁症，会被看作女性化的问题。从专业的角度来看，这是一个错误的观点，但我们不得不承认，这是一个现实存在的观点。很多人会认为男性患抑郁症的可能性更小，而几乎没有人会本能地接受，一些男性也会在产后变得抑郁！事实上，最近的研究显示，当女性患有产后抑郁症时，有很大比例的男性伴侣，自己也会患产后抑郁症，而有些男性甚至在伴侣生产后没有患产后抑郁症的情况下，自己也会变得抑郁。

　　也许本章希望传达和讨论的最重要的一点就是，在一段关系中，当一方抑郁时，对于另一方来说也是极其困难的。后面给出的案例将充分说明这一事实。无论是一个男性应对其抑郁的女性伴侣，还是一个女性应对其抑郁的男性伴侣都是如此。

在被抑郁侵袭的关系里，另一方并不能被认为是"中立的"。实际上，抑郁的伴侣是会给另一半带来负面影响的，尽管这些影响会因为抑郁者是男性还是女性而略有不同。没有抑郁的那一方情绪也会更低落，而伴侣间的互动也会更为消极。因此，一方抑郁的伴侣往往会比也有关系问题但双方都不抑郁的伴侣，呈现出更差的关系满意度和更多的伴侣间冲突。同时，当有一方抑郁时，伴侣双方解决问题的能力都会降低，所以两个人处理日常生活问题和关系问题的能力都会减弱。也许，理解这个事实对于男性来说尤其重要。在本章中，探索这些互动及其微妙的影响，确定谁是伴侣中感到抑郁的那个人，都是至关重要的，因为这对于那些想要理解自己困境的伴侣们会是非常有帮助的。

一段关系最重要的功能之一，是它可以让双方获得情感上的亲密感和支持，而且让彼此都觉得可以在关系中安全地暴露问题和弱点。早期最著名的一项针对抑郁女性的研究表明，与伴侣之间缺乏支持性关系的女性，更容易抑郁。对于男性也是如此，尽管人们通常认为女性更需要这样的亲近和支持。

一组研究抑郁症的研究人员指出："对于研究者来说，假设女性比男性更脆弱是错误的。"很多个案都证实了这一点，即在一对伴侣中，男性可能是抑郁的那一个。因此，提供实际的和情感上的支持，显然是需要仔细讨论的问题，因为在对抑郁女性的研究中，已经很清楚地表明，研究者们认识到在关系中支持的重要性，或者说意识到支持的缺乏所带来的影响。

另外一个我想在这里讨论的点，与我们对男性抑郁症的看法有关。无论男性还是女性，如果表现出抑郁相关的症状，都有可能被其他人消极对待。然而，抑郁的男性可能会因为被认为这样很"女性化"而感到额外的负担。这一点也许有助于解释为什么抑郁女性的数量是男性的两倍。男性不被鼓励谈论他们的抑郁，所以倾向于把自己的抑郁隐藏起来，表现得冷静和"男性化"。对于男性来说，问题在于，因为抑郁被认为是女性化的，所以当他们感到抑郁时，会被认为是违背了大众所接受的"男性角色"。换句话说，对于抑郁的男性来说，他们常常会被看作是"糟糕的"，而不是"悲伤的"。因此，因抑郁而求助的男性尤其容易遭到他人的拒绝。所以那些坚韧的男性不表达自己的感受或不向外袒露自己的抑郁，实际上是对这种社会现实的反应。然而，这种反应从长期来讲，会是他们自己最大的敌人，但这并不是他一个人的错。

也许最重要的是，每个人都能够认识到抑郁症是一种医学疾病，是大脑中有一种叫神经递质的化学物质发生了变化。问题不在于你是什么样的男人或女人，也不在于你有多男性化或女性化；它更关乎于每个个体生物学的组成和在生活中遭受了多少打击。

例如，研究表明，大量患者去看全科医生时，无论是通过使用标准的抑郁症状筛查量表还是医生问诊，女性都倾向于被过度诊断（如诊断过快）。而对于男性患者来说，每有一个患者被医生诊断为抑郁，就有另外两个患者虽然使用标准的抑郁症状筛查量表会被诊断为抑郁症，但通过医生问诊却没有得到这个诊断。也许是因为他们没有告诉医生他们感到抑郁，或者他们没有给医生足够的线索，让医生发现他们的抑郁症状。一些研究者还指出，在对抑郁症进行诊断时，无论是在语言上，还是身体和面部表情上，女性都会有更多的表达来帮助医生找到线索。所以有很多证据表明，实际经历抑郁的男性数量，远远大于官方给出的数据。尽管很多研究的结果显示，抑郁症患病率的男女比例为1∶2，但也有一些研究的结果认为，抑郁症患病率的男女比例接近1∶1，无论如何，男性抑郁症的患病率确实在增加，而且男性的自杀率也在急剧上升。

在本书的初稿中，在对本章进行介绍的部分，作者写了一段内容来描述，对一个男性而言，面对一个产后抑郁症的伴侣，可能意味着什么。在此我引用了作者的这段话，这是她在完成本章后半部分的那些访谈之后写下的。

> 这并不是一件容易的事，因为我发现大多数男性都想把自己的情绪隐藏起来。但令人惊喜的是，很多情绪在访谈中会逐渐展露出来。而这个过程让我意识到一件很悲哀的事情，即当伴侣在经历痛苦时，这些男人们也在为他们珍爱的生活坚持着——努力撑起一个家庭，常常"如履薄冰"，维持自己的工作，关心妻子和孩子，更别提还有他们自己的难过和悲伤。

这段文字与我读过的很多研究报告的结论一致。而此时也正是邀请你去读一读下面这些案例的好时候，你可以看一看上面提到的一些观点是否跟这些现实生活中的男人、女人们的经历体验是一致的。也许男人叙述的内容比女人要少，而这一点，恰恰证明了前面的一些观点。稍后，我将会回到这些问题上并引用这些案例里人们讲到的内容。然后，我会介绍一些有趣、有用的具体知识，但现在请你先阅读凯拉·艾肯自己的故事以及她的访谈摘录。

## 凯拉

我丈夫从来就没喜欢过孩子的婴儿阶段。他对于"婴儿"几乎没有任何兴趣。他讨厌给他们喂食、从来不给他们换尿布，甚至很少注意到他们的存在。在乔治娜出生的时候，罗做了一个挂图，是他对我们的孩子长到 18 岁的一个倒计时，希望到那时候我们也许可以重拾一些自由。4 年后，塔莎出生时，他又做了一个。

当我们的孩子还是小婴儿时，我要完全负责他们的日常生活。他对于孩子们喂奶、睡觉和排便的时间一无所知！他不知道怎么做饭，在我们出去时，他连怎么加热食物都不知道。当然，他也不会在计划郊游时考虑到孩子们午睡的时间。在孩子 2 岁之前，我完全没办法把孩子留给他单独照顾。我一个人肩负起全部重担。事后看来，在生完两个孩子之后，我当时真的应该坚持让他参与进来，尽到家长的责任。但我没有，因此我在那个时候深深地陷入了抑郁，无论在身体上还是情感上，我都没有得到他的支持。

也许是时候谈一谈男性产后抑郁症发病率的研究结果了。如果男性在伴侣产后患上了抑郁症，那么他患有的就是产后抑郁症。我很确信，那时候我的丈夫也在经历抑郁症。

他无法跟我们的孩子产生亲密感，他非常不喜欢孩子的婴儿阶段，即使孩子们整晚都在睡觉，他却变得睡眠紊乱，而且非常回避社交。他从没有以任何形式肩负起对孩子的责任。

因此，我雇用了一个人来帮助料理家务和照看孩子，这个人后来成了我的好朋友。我获得的所有帮助和精神支持都来自瓦珥，她在我整个抑郁期间都非常理解我和支持我。很不幸，在我第一个孩子还是小婴儿时，她并不在我身边，但是在塔莎出生以后，她为我分担了很多。她过去是、现在仍然是我生命中的天使。如果没有她，我不觉得自己能够活下来。有些人告诉我，我对瓦珥的依赖，给了罗不必参与进来的完美借口。也许这是对的，但是我不敢因此冒险不请瓦珥来帮忙。我从她身上汲取了勇气和力量，在她的全力支持下，我开始能够面对自己的生活，并终于可以独自应对。而这些所用的时间比我想象中要长很多。我知道能够得到这样的帮助的我是多么幸运，我会永远对她感激不尽。

现在回想起来，我才意识到罗实际上对我非常有耐心。他确实忍受了我的情绪波动、情绪爆发、脾气暴躁以及完全的沉默！我想很多丈夫都会因此离开这个家的。但无须多讲，这段时间是我生命中非常痛苦和悲伤的日子，也是我永远不会忘记的时光。当我那么需要那个自己以为最爱自己的人——丈夫时，他却不在那里，无法给我一些慰藉。

在我第二个孩子出生以后，我花了至少两年的时间才意识到，内心深处我仍然爱着罗。在这一切混乱中，他不应该是那个完全被责备的人，他在以自己的方式默默忍受着痛苦。

## 罗（凯拉的丈夫）

"说我不喜欢婴儿阶段真的是轻描淡写了。在我们的孩子出生以前，我根本就是一个'婴儿绝缘体'。光是想到有人把婴儿递给我抱，都会让我感到很紧张，即使是家人和好朋友的孩子也如此。我想，当我知道我们要有自己的孩子时，我就已经开始担心了。我知道自己不喜欢小婴儿，但如果是我自己的孩子，就会感觉不一样吗？错！"

"当你开始一段新生活时，人们都会通过告诉你新生活是什么样子的，来帮你做好准备。但是，对于养孩子这件事，全世界所有的准备也没办法帮到我。对我来说，生活就好像发生了一场大爆炸。我们已经习惯了小两口的生活——而现在有 3 个人了！我感觉自己的生活被入侵了。自私地讲，我开始问我自己这样的问题：'为什么我要在准备入睡的时候，忍受一个小婴儿的哭声？''为什么我要在半夜爬起来给那个哭泣的婴儿喂奶，她真的不能等到早上再吃吗？'如此等等。"

"看到凯拉那么好地应对了当下的情况，真的让我松了一口气。她什么都能做——喂奶、换尿布、给宝宝洗澡等。我什么都不用做。随着时间流逝，我很难说我是否真的意识到，我忽视了多少自己的责任，或者说我是完全无视它们的存在。对我来说，一切好像都进入了一种非常舒服的日常惯例，但这仅仅是对我来说！我可以晚上按时睡觉，早上起床上班，而凯拉在做着她的'工作'——照顾宝宝。我想我当时完全没有意识到，这一切对凯拉产生的影响。"

"在乔治娜两岁的时候，我开始喜欢她，因为那时候她开始能够对我有所回应了。所以，一切都是很好的！但是大概一年以后，我又因为第二个孩子塔莎的出生而感到不安。我那时一定是这么想的：'好吧，上一次凯拉做得很好，她再来一次也没有问题。'这一次在我看来，凯拉应该更轻松了，因为她请了一个人，这个人每天白天和晚上都会帮忙照顾塔莎。我再一次感到松了一口气，我可以跟照顾小婴儿毫无关系。"

"在塔莎两岁的时候，就像我前面说的一样，我也开始对她产生兴趣。我完全没有意识到凯拉的情绪有多么低落。她在经历着折磨，我们现在知道那叫产后抑郁症。我现在可以承认，在最初的几年，我对于凯拉和小婴儿们是毫无用处的。我没有发现，我对待他们的方式在如何影响着凯拉。把这一切归咎于我也在抑郁对我来说很容易，但是在内心深处，我觉得自己纯粹是太自私了。"

"我现在真的很爱我的两个孩子，为了证明这一点，我在不久前把我的'18 年倒计时'扔掉了。"

❧　❧　❧　❧　❧　❧

### 罗斯玛丽

在孩子出生后，罗斯玛丽的丈夫没有给予她任何帮助或支持。

"我丈夫拒绝在晚上做任何事情，他的托词是第二天上班需要保持清醒。然而，周末时他也不会帮忙——我记得我求他至少每 3 周给宝宝用奶瓶喂一次奶，而他没有同意。最后，他在我母乳喂养的 8 个月里，应该只给宝宝喂过 3 次奶。"

"他的基本假设是，作为一个女人，我就应该知道怎么应对这些事情。有一次，在孩子 5 ~ 6 周大的时候，我给自己在当地的旅店订了一晚房间，因为我想睡一个整觉。我丈夫非常生气，拒绝让我这么做。几周后，当他听到我在清晨 6 点对着可怜的宝宝大喊，我要杀了她时，他终于有所触动了。

他下了床，对我说他会想办法哄宝宝睡觉。"

"尽管我遇到了在瑞士生活的文化冲击，而且我丈夫希望我把家里料理得像她妈妈一样好，但我们的关系总体上还是很亲密和幸福的。我们对于生一个孩子究竟意味着什么完全一无所知。回头看看，我对于发生的一切都感到很难过。"

"在我的孩子们 7 岁左右时，我开始真正享受跟他们在一起的时光了，而且在我的经验里，他们年龄越大，情况就变得越好了。简而言之，在孩子出生两年左右，我们差点离婚。我们的婚姻已经濒临破裂——那时我正遭受着抑郁症的折磨，而我的丈夫告诉我，他严重怀疑一切麻烦都是我自找的。他从来没有真正理解过我的感受，也不知道抑郁到底是什么，而这激起了我内心的怨恨。虽然我已经原谅了他，但是永远不会忘记。"

简

简觉得保罗在很多方面都给了她特别棒的支持。在她被诊断为抑郁症之前，保罗是唯一一个可以让她不会崩溃的人。

"他总是能够参与到照顾孩子的日常中来，他在家里什么都做，而且几乎是立刻就跟黛西和雅各布建立了亲密联结。"

简承认，尽管保罗一直很支持她，但他们的关系还是比较紧张。

"在我怀上黛西的时候，我们并没有交往太久，所以这让我们关系的性质有了一个很快的转变。在黛西出生后的很长一段时间里，保罗是唯一能支持我的人，显然这会给我们的关系带来很大的负担。我觉得他一定也把我看作一个可怕的负担。我确实不是一年前他所认识的那个人了。我从一个坚定自信的人，变成了一个需要不断被安抚才能安度一天的人。"

"保罗不得不适应他作为爸爸的新角色，维持一份全职工作，同时还要兼职攻读一个学位。我的抑郁症让情况更加艰难了，结果保罗开始酗酒，最后不得不向一位酒精成瘾咨询师寻求帮助。最终，他终于控制住了自己的饮酒量，现在我理解了，他是把饮酒作为一种可以暂时逃开我们诸多问题的方式。如果我没有生病，保罗也会好起来的。尽管我现在康复了，但我们的关系才只是刚刚开始修复。"

### 保罗（简的伴侣）

"简生病时我的感觉是怎么样的？我觉得很糟，因为我无法应对。我觉得被排除在外，因为简花了那么多时间在黛西身上，少了很多时间在我身上。我觉得害怕，因为简曾经想过把黛西捂死。我很担心自己的健康和简情绪的稳定。"

"我失去了自信，失去了性欲；随着时间的流逝，我几乎失去了活下去的意愿。我觉得情况越来越难以应付。我照顾简，照顾黛西，要保住一份工作，5年的学位我只读了一半。我只能选择不再照顾自己。"

"简生病的一个症状是，她会不停地洗手。她的手里几乎一直拿着湿巾。当简看到一些让她心烦意乱的东西时，如'死亡'这个词汇，或者看到一个地方，如殡仪馆，她就会洗手。这意味着，她不能读报纸，也不能走某一条会经过那些建筑物的路线，这样她就不会读到或看到那些让她不安的东西。"

"这对于简来说显然是非常疲惫的；而这几乎把我折磨死了。每当简感到很不安时，她便会希望我给她安抚和保证，因为她看到一些让她不安的东西，而她觉得这会对黛西产生伤害。每次我都回答她不会的；但是我觉得简越来越不相信我了。这些不断的询问占据了我大量的时间。我开始觉得我唯一能够逃脱的方式就是去工作。即使我在工作，简也会给我打电话（一天6 ~ 7个电话）索要安慰。"

"我开始觉得需要自己的时间。所以我开始在下班后去喝一杯，这样我可以积蓄回家的勇气。随着简病情的恶化，我的酗酒问题也变得越来越严重。"

"简会告诉我，当黛西睡着时，她会想象她已经死了。这种想象让她'快乐'，因为她坚信黛西无论如何都会死掉的，而这是她所认为最仁慈的方式了。她也考虑过让黛西窒息而死，因为她再也无法忍受自己的疾病了。这是一种可以控制黛西生死的方法。"

"当简开始接受专业帮助时，我感到很开心，因为我至少知道她不会发疯了。但是，我再一次感受到自己被排除在外。简被推荐去看伯明翰伊丽莎白女王精神病医院的精神科医生，而医生常常只想单独见她一个人。"

"我可以理解，他们首要的目的是搞清楚简的病情；但我不明白的地方是，为什么他们不想知道我的感受，我是如何应对这一切的呢？我很自私吗？也许吧。但我真的觉得我也需要跟人谈谈，跟他们说说我的感受。我也很痛苦。伊丽莎白女王精神病医院想为患有产后抑郁症的女性的伴侣们成立一个男性支持团体。但是，因为大部分男性伴侣参与意愿不高，一直未能成行。我不能对简倾诉我的感受——这只会加重她的负担。我也不能对我妈妈倾诉，因为我们之间的关系一直比较紧张。同事们也都很不敏感——他们大部分人都是一副'你要振作起来'的态度。我只能向酒精寻求慰藉了。还要面对工作任务的截止日期、经济上的压力，我觉得自己要撑不住了。"

"最终，我向员工援助咨询师寻求了帮助。在见了她几次之后，我被介绍去接受戒酒咨询服务。慢慢地，我感觉自己能够振作起来了。我减少了喝酒的量。"

"工作中，我被调到了另外一个部门。我的薪水也涨了。我还有一个女儿。好吧，我还有一个糟糕的妈妈，还有简。我不得不把自己切成好多份，去应付不同的角色，但情况还是在慢慢地好转。"

"所以现在情况怎么样了呢？我得到了二等一级学位，这5年里，简病了3年，我能够获得这一学位，真的让我感到很自豪。工作中我也被晋升了，所以尽管要面对更多的问题（因为有了更大的责任），至少我在财务上更有安全感了。我有两个很棒的孩子：黛西，现在4岁了；雅各布，两岁了。我依然在为他们的母子关系付出努力。"

"我和简的关系呢？我觉得简的病确实带走了我们关系中的一些东西。但这并不意味着我对简很恶劣。我现在觉得我们的关系就好像兄妹一样，我们需要共同照顾两个孩子。我们的爱情还会回来吗？谁知道呢？但是最棒的部分就是，我们有了两个可爱的孩子。这是非常值得感恩的。"

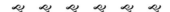

## 朱莉

朱莉觉得丈夫迈克尔就是大部分女性口中所谓的完美丈夫和爸爸。"他做家务并照顾孩子，同时还依然是一个好丈夫。如果我能同时兼顾这么多角色就好了。"朱莉觉得迈克尔从一开始就成功地应对了这一切，而她自己则"呆呆地"落在后面。他几乎立刻就跟萨拉建立了亲密感。无论是身体上还是心理上，朱莉都得到了很多来自他的支持。"但当然，他有时也会失去耐心，不能理解我，把自己封闭起来。"

## 迈克尔（朱莉的丈夫）

"我们都非常期待女儿的到来。当我太太怀孕时，我们两个人都乐疯了。怀孕的过程也相当顺利。"

"我讨厌那种每天听到她在厕所呕吐，我却什么忙都帮不上的感觉，但是我真的很喜欢听她分享怀孕的体验，拥抱她隆起的肚子，感受第一次胎动等。"

"我们的性生活断断续续。在最初的几个月，我总是很担心会伤害到朱莉或宝宝，后来朱莉能够感受到宝宝的形状了，觉得有些不舒服和疲倦，但是我们依然很亲密。"

"你可以想象，当朱莉生完孩子后就变成了杰柯尔与海德（Jekyll and Hyde）①，这让我多么震惊。当然之前她也是每个月都有那么情绪化的几天，但这是我们男人意料之中的（虽然永远也不会习以为常），但是这次，她是完全变了个人。在休产假期间，她变得比平常更疲惫，完全丧失了性欲，变得非常'难以取悦'。一开始我可以理解一些——毕竟她才刚刚生过一个宝宝，接受了侧切，激素完全混乱。我尝试尽量不给她压力，尽我所能帮忙照顾萨拉和料理家务，还时常带她出门逛逛，但情况还是越来越糟。她对我非常没有耐心，前一秒在朝我大吼，下一秒又涕泪交加，如果萨拉的哭声让她很痛苦，她也会朝萨拉尖叫。我试着保持耐心和平静，尝试去理解她，但是有些时候，我真的无法理解。"

"我确实非常保护女儿，会因为朱莉太容易对女儿失去耐心而批评她。毕竟，她只是一个小婴儿，无法照顾自己。那时候的我并不知道，朱莉也觉得无法照顾自己了，而我对她的指责只会让事情变得更糟。"

"我想我们都曾有过不被爱的感觉，那时候我为了保持清醒，不得不在我们之间筑起一堵墙。"

"直到萨拉两个半月大的一个晚上，我才意识到朱莉的情况有多严重。我抱着女儿给她喂夜奶，而我以为朱莉在床上睡觉。当我蹑手蹑脚地回到楼下时，我才听到妻子在厨房哭哭啼啼地打电话。她在给医生打电话，询问自己服药过量之后，会不会有危险。"

---

① 《杰柯尔与海德》是英国作家斯蒂文森（Stevenson）缩写的一部脍炙人口的经典小说。书中的主角是善良的医生杰柯尔，他将自己当作实验对象，结果却导致人格分裂，变成夜晚会转为邪恶海德的双重人格，最后杰柯尔以自己的自尽，来停止海德的作恶。《杰柯尔与海德》这部著作曾经被拍成电影、编成音乐剧，流传十分广泛，使得《杰柯尔与海德》成为"双重人格"的代称。——译者注

"我完全不敢相信。'为什么？'我大叫，但她泪如泉涌地啜泣道：'我不知道，我真的不知道。'我紧紧地抱着她，紧得几乎要把她挤碎，也把我勒得很痛。当我意识到自己可能会失去妻子时，我特别恐惧，而我甚至根本不知道，她已经觉得这么糟糕。医生帮助我理解了一点，他告诉我产后抑郁症的发作并不需要任何特别的理由，朱莉也不知道自己为什么会有这种感觉。他给她开了一些抗抑郁药，我需要替她保管这些药，以防服药过量，还要一直留意她的情况。她觉得自己像个不被信任的孩子，而我的感觉——嗯，我真的不知道我自己是什么感受了。"

"接下来的几个月很难熬。朱莉对自己差点轻生的事情，感到很羞耻，无论我怎么说怎么做，她都还是觉得自己是一个没用的妈妈和妻子。我深深地爱着她，但是我开始觉得我没办法应对了，我也没办法跟她谈这件事，这在我们之间造成了隔阂。我不得不承认，有时候我会被彻底激怒。我知道她的所作所为并不是她的错，但我就是无法理解，也觉得很难对她和萨拉有足够的耐心。我好希望原来的那个妻子可以回来！前一分钟她想要拥抱，下一分钟又将我推开——她到底想要什么？她需要大量的睡眠，所以我尽量接下照顾萨拉的责任。朱莉请了一段时间的病假，但是我还需要工作，所以我下了班又要回家上班，要去应对那些情绪爆发，这确实让我很有压力。有时候我真的觉得很怨恨——虽然我不愿意承认——但是，我真的没法控制了。"

"我从来没有停止过对朱莉的爱，但是正如我前面所说的，为了自我保护，为了调整我自己的精神状态，有时候我确实需要跟她保持距离。抑郁持续了很长一段时间，慢慢地在缓解，当我看到一些迹象，让我觉得原来的妻子回来了时，我觉得充满了希望。不幸的是，几个月后她又复发了，又重新开始服用抗抑郁药，一个月后，她觉得好一些了，但是几个月后在工作压力下，她又复发了。每次当抑郁症复发时，她都意识不到，需要我反复唠叨很久，她才能意识到自己的问题，然后去看医生。她很固执，不愿意感到自己需要帮助。这使她会拖到情况已经很糟糕了，才真正去寻求帮助，这对我的耐心是极大的考验。两年后，她仍在服用抗抑郁药，但情况在渐渐好转。"

"我开始怀疑这一切是否真的会有尽头。他们说两年对于产后抑郁症来说并不算长，它有可能持续更久（老天，但愿不会如此）。但这两年对我来说，简直像一辈子那么长，可能对朱莉来说也是如此。我知道她对于自己的状态感到很内疚，我也对自己有时会有的一些让人受伤的、没有帮助的想法和言语感到内疚。无论你多么在意一个人，都不可能真的准备好面对抑郁症，并且，一个人自己没有经历过的感受是不可能完全理解的。抑郁症不像是腿断了或经历了一场手术——它是你看不到的过程，有时你会不由自主地怀疑这一切是不是都是心理作用。"

"我知道'振作起来吧'可能是最不该说的话，但是有时，这真的是最想脱口而出的一句话。"

"经历这一切让我也有着复杂的感受——受伤、愤怒、担忧、挫败、孤独。对我们的女儿和朱莉都保持耐心是很不容易的，所以有时我可能也会表现得有点强硬，这一定让朱莉觉得很受伤。因为她的情况还是不太好，而且已经持续了一段时间了，所以她被推荐去看一位精神科医生。我必须承认，一开始我并不很确定见医生是否对她有帮助，因为我担心提起过去的事情只会让情况变得更糟。朱莉也很害怕，不知道会发生什么。她担心会留下官方的治疗记录，担心这些记录会被存放在哪里，它们的用途是什么。看精神科医生带来的病耻感也让她很担心。"

"可是我们不能永远这么下去，所以她要去面对和尝试，看看会发生什么。我希望原来的妻子回来，当然还有我们的性生活，我们的性生活曾经那么美满，这也让我现在更加难以忍受。我有时会怀疑她是不是已经不喜欢我了，或者有了别人，但是我又真切地知道她是爱我的。她说她就是不由自主地感觉这么糟。她已经尽力了，但这并不是她能控制的。她月经前的那段时间感觉比之前更糟了，但我试着让自己在她捧捧打打时再多忍耐一下，而她也试着少咆哮一些。如果实在忍耐不了了，我就躲起来！"

❧ ❧ ❧ ❧ ❧ ❧

## 皮帕

在回顾自己的经历时，皮帕坚信，没有丈夫约翰的支持，她是无法撑过分娩的。她很确定在这个过程中，丈夫会感受到自己是参与进来的、被深深需要的。

当约翰在家时，无论皮帕是否需要，他都会接管照顾卡勒姆的工作。这样她可以去购物，或者去参加产后抑郁症支持性团体。"尽管团体咨询是有托管婴儿的服务的，但是如果卡勒姆哭了，我还是能听到的，这会让我觉得非常讨厌和痛苦。"约翰总是尽其所能地付出。他会做所有他认为对卡勒姆好的事情，尽管有些时候会跟皮帕的想法有分歧。

"这是我们两个人之间的症结所在——意见的分歧。他非常多地参与到卡勒姆的日常生活里，比我早很久就跟卡勒姆建立起了亲密感。我需要约翰的帮助，需要他照顾卡勒姆。他处理得非常好，但有时也会脾气暴躁，也会觉得腰痛。我们各司其职、互相帮助——这是一种合作关系，为我们共同的责任，我们都付出了努力。"尽管约翰有时也会自我怀疑，但是在皮帕看来，他在照顾卡勒姆的事情上是很有信心的。他会给卡勒姆更多的有益刺激，在一起也更舒服。"他一直都有办法给卡勒姆不同的东西玩——他有很多不同的方法。他给过卡勒姆一个塑料盖子玩，卡勒姆几乎被它迷住了——它吸引了他全部的注意力，而我根本想不到还可以这样带孩子玩。"

在皮帕看来，男人是不会患上这种抑郁症的。"他们体内的激素不会紊乱——他们也不会因此经历情绪的高峰和低谷。他们只是不得不看着我们经历这些。也许他们在以不同的方式经历着。他们也有不知所措的时候，就像我们一样。但是我那时候忙着应付自己的抑郁，完全没有想到这些！"

## 约翰（皮帕的丈夫）

约翰觉得自己已经在尽其所能地帮助皮帕了。

"一开始，我并没有承担那么多，因为我花了很多时间忙来忙去，把所有必需的婴儿用品都买齐了。我们一开始对此完全一无所知——第一个星期我们甚至连婴儿摇篮都没有，所以我和皮帕不得不一直抱着卡勒姆。"

"我从一开始就参与到了卡勒姆的日常照料中，但是直到他 6 个月大时，我才真的意识到，他的日常生活规律是神圣不可侵犯的。我需要适应他的时间表——而那是非常难以适应的。他有自己的作息规律，而我需要容纳和适应他的规律。在卡勒姆 4 个月大时，我才真的感觉到跟他建立起了亲密感。在那之前，如果在某个很糟糕的一天或一个夜晚，医院里来人敲门，要把卡勒姆带回去，我会想，我们尽力了，这一切证明了我们不擅长做这件事，然后我会说：'我们很享受这段考验，但现在你们可以把他带走了！'但是在他 4 个月大以后，我不再有这种感觉了。如今我已不能失去他了。"

有时候，约翰确实会觉得自己有点被皮帕疏远了。"小婴儿占据了皮帕太多的时间，他得到了她所有的关注。我没有觉得被小婴儿疏远，因为我知道在那个时候，我和皮帕是他'最好的朋友'。从他出生起，我们就一直是他最好的朋友，如果我们不能满足他的需要，不能消化他给我们带来的感受，那是我们的失职。我需要冷静下来，尽我所能地照顾他。"

一开始，约翰觉得某种程度上，抚养孩子应该是女人的天性。"而这种想法完全忽视了皮帕以前从来没有做过这些事情的事实，她其实完全不知道怎么去做。在我成长的过程中，我身边一直都有小孩子，我在一定程度上做了一些照顾他们的事情。我给婴儿喂过奶、换过尿布——我对小孩子的身体很熟悉。现在回过头来，我意识到那时候的我多么幼稚——甚至有点自以为是。但是我那个时候真的把她看成是一个天生就能应付这些的人。"

开始一段时间，约翰没有觉得抑郁，但是有些跟现实隔离。"我对所有的婴儿用品都很着迷，我读了每一种婴儿车的产品介绍。我可以说出任何一款50码婴儿车的名字，还能分辨它们是今年的款式还是去年的！有一段时间甚至有点强迫性地研究我们应该买什么样的婴儿车，如此等等。我完全专注于研究婴儿用品这方面的事，以至于几乎意识不到除此之外的生活在发生着什么。最终，现实占了上风，战胜了那堆荒谬的婴儿用品。"

卡勒姆6个月大时，约翰开始对跟他打交道变得很没信心。"卡勒姆开始变得非常黏皮帕，而这打击了我的信心。那时候皮帕变得更自信了，卡勒姆在情感上也跟她更亲近了。我却不再能够从他那里得到反馈了。健康顾问提醒我，这只是卡勒姆在经历的一个发展阶段，在我外出时，他跟皮帕共处的时间更长。他需要很多'面对面'的共处时光，而我无法给予。我每天工作很长时间，回家已经很晚了。后来，当我的工作清闲一些时，情况就有所改善。并没有什么太严重的事情发生——那只是我的大脑跟我玩的小把戏。"

约翰对皮帕的印象一直在改变。"我意识到她觉得一切都很困难。我确实觉得皮帕处理得比之前更好了，我也一直觉得她处理得要比她自己以为的要好。卡勒姆一直都吃得很好，被照料得很好。不管她感觉多么糟，她总是把卡勒姆放在第一位，让他得到应有的照顾。他在茁壮成长，在最初几个月，他的体重长了好多，我相信他已经得到了最好的照顾。后来，在他5个月大的时候，皮帕被健康顾问诊断为产后抑郁症，而在我看来她只是对这一切感到很害怕而已。有那么一两次我注意到，她在照顾卡勒姆时，没有信心的样子是那么显而易见，就连瞎子都看得出来。"

"我能够真切地感觉到她内心的恐惧，而这让我意识到，我一直过得很愉快。我的意思是，好吧，我知道她也有困难，但是看起来她似乎做得很棒，这让我意识到，嗨，也许现实并不像你脑海中想象得那么美好。"

"现在卡勒姆已经8个月大了，皮帕也更有信心了。她发现自己的信心来源于卡勒姆给了她更多的回应。她从他那里得到了一些反馈，这让她感到满足。她很明显对自己缺乏信心，但是我看到她照顾卡勒姆的能力和信心都在大大地提高。"

"跟最初的几周相比，她放松多了，最近的一个多月，她的进步更大了。卡勒姆见到她总是很高兴。即使她对自己照顾他的能力还有一些担忧，但是卡勒姆对此毫不在意。我想这件事正说明了：你并不知道自己做得有多好，而只是习惯于过去那种担忧的感觉。"

约翰对于照顾卡勒姆的身体毫无问题。"我已经很熟悉小婴儿的身体，并不害怕自己会'把他弄成两半'。我可以自己一个人照顾他一整天，这对我来说不成问题。我还曾经考虑按照他的作息规律生活。但是，也有很多时候，当我一个人照顾卡勒姆一整天，看到快到晚上 7 点了时，一想到皮帕马上就要回来了，就会让我感到非常解脱。"

卡勒姆跟约翰的关系和皮帕不一样。"卡勒姆似乎对皮帕更'亲密'，对她的反应更好，对她也更熟悉。皮帕跟他在一起的时间更长。也或许这就是'男性和女性的不同'。"

约翰说："我在家里的角色是厨师、洗奶瓶的工人、司机和背部按摩师！在卡勒姆到来之前，我们在家务上是有分工的！但现在都变了。皮帕觉得我还是一位从前门走进来的骑士，从卡勒姆那里将她解救出来，给她一个喘息的机会！"

"我还觉得，花更多时间在外工作的那个人也许确实在照料孩子方面没有做很多，但是他们更喜欢跟孩子一起冒险。我想要把外面的世界带给卡勒姆，这是我每天都在做的事情。"

"老实说，从宝宝还很小时，我真的就能很好地照顾他了，我也帮助皮帕度过了一段艰难的时期。不过，我确实非常不擅长母乳喂养！"

### 劳拉

尽管劳拉和拉塞尔才订婚和结婚几个月，劳拉几乎已经确信她找到了自己的"灵魂伴侣"。"在我抑郁的那段日子里，拉塞尔完全可以理解我——尽管他承认，有一段时间，他觉得我可能永远不能从精神疾病中走出来了。我觉得如果仅仅是抑郁症，他是完全应付得来的，但问题是没有人知道他到底会面临什么。有一段时间，他会跟我开玩笑，用轻松的态度对待生活，而这让我很恼怒。'不可能每天都是那么灰暗阴郁的呀。'他曾经这么说——其实他是对的。"

"在我生病期间，他一方面努力维持自己的工作，还兼顾照料汉娜。我对于他在如此大的压力下还能保持那么冷静感到非常惊讶。拉塞尔和汉娜的关系一直特别好，汉娜也真的是一个'老爸的乖乖女'——他也非常喜欢这样。"

"我们的关系在整个磨难中显示出了巨大的力量，而这也让我更加确信了自己之前的想法，我们是真正的'灵魂伴侣'。"

### 盖尔

"我的丈夫一直稳如磐石，他现在依然在我身边不离不弃。这证明了他是一个怎样的男人。我记得我告诉他，可以离开我，没有人会因此责备他。而他只是回答说，无论好坏，无论疾病还是健康，他都愿意娶我，而我也要一直跟他在一起。他的爱是那么牢固，这份爱让我们牢牢在一起，我知道它永远不会消失。"

### 盖尔的丈夫

盖尔的丈夫在她生病期间感到很无助，他不知道该怎么办。他也在经历着地狱般的折磨，但是人们似乎都忽略了他的感受。他好希望原来的妻子可以回来，也从未怀疑过她最终会回到自己身边。他愿意倾其所有，只要能让她好起来。

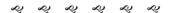

### 珍妮

珍妮的丈夫最开始提出要不要终止她的第 3 次妊娠，但珍妮并没有这个打算。他已经快 50 岁了，珍妮觉得，因为他工作非常努力，所以很希望即将到来的退休生活可以比较轻松。

他陪伴珍妮度过了分娩。"跟往常一样，他很平静，很支持我，但重点是，当他知道我又生了一个女孩时，他很快就决定回家了，因为他想回家睡觉！他甚至连医院给的免费茶饮都没喝一口。我对此觉得非常不安。就好像他已经尽了自己的一份力，剩下的一切都交给我了，接下来的 5 年，都是我的工作。说句公道话，对于前两个孩子，我承担了绝大部分责任，但那时我是乐在其中的，包揽照顾孩子的责任对我来说很容易。然而这次我的感觉却很不一样。"

"我也觉得很怨恨，他休了很短的陪产假，在最初几周，我觉得一个人无法应对时，他却有一个晚上没回来。然而，他也确实在我生孩子的前几天，取消了去看橄榄球比赛的行程，所以我觉得自己不应该抱怨太多！"

"我的抑郁没有真的给我们的关系带来很多压力。因为尽管我的状态跟正常的时候不太一样，但丈夫对我也几乎没有任何要求，他知道我需要熬过去。他通常都很支持我，让我可以做自己。在孩子一岁左右的时候，他还安排了一次很棒的休假，对我也有一些帮助。"

"我很感激他对我的宽容，尽管在孩子出生时和最开始的几周里他原本可以更好地支持我。我觉得后来发生的事情出乎我的意料也出乎他的意料。"

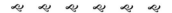

### 萨拉

只要迈克尔在家，他就会帮萨拉照顾孩子。"他让我吃得很好、把房子打扫得干干净净、通常也很顾家。我的身体状况很不好，我觉得自己好像卧床了很久很久。但即使迈克尔在家，我还是感到特别孤独。迈克尔一直在，但是却不是跟我和马修在一起。他也被突然之间随宝宝而来的各种责任压垮了。我觉得，他在心理上把自己隔离起来了。他会关上身后的门，消失在家里。这是他从隔离中得到的——他在照顾自己的需要，却把我丢给了孩子。迈克尔对宝宝经常大哭的态度是：'邻居们会怎么想？'他不担心马修为什么会哭，或这对我有什么影响。我对他的态度感到很愤怒，这让我觉得这个世界上，没有人看得到我和马修的需要。"

### 维泰

巴里从来没有真的意识到维泰的病情有多严重。他在海上漂泊了很长一段时间，在许多非常困难的时候都无法给予她支持。

"读了巴里写的东西后，我很高兴看到他对我有多么的信任。信任在一段关系中真的很重要，那个时候我非常害怕，我怕自己想伤害卡娅的想法会破坏他对我的信任和尊重。然而，他没有意识到我那个时候有多糟糕，这让我感到很悲哀。"

"他似乎没有意识到，在我生完孩子的几个月里，我的抑郁有多严重，我需要独处那么长时间，我感到极度绝望。那时候，我还没有杀害卡娅的想法，但是我已经很不稳定了！记得在经历了一个暴风骤雨的夜晚后醒来的清晨，我相信世界末日已经来临了！一切是如此安静，因为我住在一条偏僻的小路上，我觉得自己是唯一幸存的人。我记得自己在想，是不是应该立即杀掉卡娅然后自杀比较好，因为如果自己不这么做，我们可能会在饥饿中孤独地死去。实际上，那天上午我要去参加一个工作会议，那是卡娅出生后我第一次外出参加会议。"

"这可能救了我们，因为无论怎样，我还是开车去参加了这次会议。当我把车开上主路时，我意识到刚刚的一切不过是自己的想象。当时巴里并不在身边，但我还是告诉了他这件事。想想看，就连我的伴侣也没有意识到他跟一个精神错乱的精神病患者住在一起！他不是唯一一个什么也没注意到的人。在那次会议上，我记得我说：'今天早上，我以为世界末日来了呢！'我不知道他们会怎么样理解我的话。"

"那时候，我满脑子都想着环境问题，觉得我把小女儿带到这个世界上却只能让她在某种环境灾害中夭折，而且我对这个想法深信不疑。我一直觉得灾难就要来临了，事实上，那一年的暴风雨确实特别多，是我这一生从未见过的多，这也让我更加坚信自己是对的。我经常对卡娅一遍一遍地说，对于我对她所做的一切，我感到很抱歉——我把她带到了这个即将灭亡的世界。我想，我的这些想法，应该跟那些狂热的环保主义者们的想法一样，被直接无视了。"

"那时候，我还有一种特殊的感觉，就是我感觉自己看不清东西。实际上在开车和阅读时，我都是可以看清的，但那时我会对卡娅和巴里说：'如果我能看清东西的话，那么一切都会好了。'很显然，巴里并没有注意这一点。"

"在卡娅 7 个月大时，随着我回归工作，我确实克服了这些精神病性的阶段，因为我每天都要面对现实。但让我惊讶的是，不仅巴里没有注意到，连我的朋友们、健康顾问、医生，甚至住在康沃尔的爸爸都没有注意到我的异常。他应该非常清楚地知道才对吧？这并不是因为我没有跟任何人讲。我跟所有愿意倾听我的人讲我强迫性的想法和其他很多奇怪的想法。我去参加母婴团体，在团体中情绪崩溃，告诉他们这些。但最终，他们派了两个很和善的女人为代表告诉我，如果我不能保证自己在团体中不情绪崩溃，我就不能再参加了，因为这会影响到孩子们。"

"我会说一些很可怕的话，如我多么讨厌做妈妈，多么讨厌年幼的孩子，我根本看不出来生孩子到底有什么好处，我多希望自己一开始就没要孩子，多希望自己永远没有孩子。我会对那些很享受养育孩子的妈妈们感到很愤怒。我的生活如此糟糕，我憎恨那些没有这种感受的女人们。我会在他们面前对卡娅破口大骂。我以前也经常骂人，但这里很多女人都在康沃尔郡的乡下过着桃花源般的生活，她们会非常讨厌这些话，但我却忍不住。"

"我并不怪团体里那些人有这样的反应。我只是举一个例子说明我们是多么习惯回避原始的情绪，将其推开。如果我的丈夫和家人都没有准备好面对这种情况，我怎么能指望这些年轻的妈妈们（很多都比我小 10 岁），能够应对我这个总是哭泣和尖叫的中年妇女呢？"

"只有后来在工作中，才有人对我是否神志清醒产生怀疑，而那时候我已经好多了。因为他们发现，在社会服务工作中，我会因自己的精神情况在工作时哭泣和情绪崩溃，他们这才开始担心。"

"我发现我不能在一个团体中讨论感受，因为我的感受太强烈了，无论他们谈到任何感受，我都会开始不停地哭泣并且变得很愤怒。这对于一个做青少年社工的人来说，显然太不正常了，因为在我的工作中会持续地在团体中讨论各种感受！他们虽然注意到了，却帮不到我，我还是没有得到多少理解和帮助——只是又加了一重威胁，我可能会失去自己的工作。"

"直到那时，巴里依然没注意到我的不对劲，我还一直在危险的边缘。也许因为他对我太习以为常了吧，他觉得一切都很正常。毕竟，尽管我会情绪爆发、说些奇怪的话，但我确实还在继续照顾卡娅和巴里，在他不在家的日子里，还在做所有的家务、照料所有的动物，同时还能去上班。他可能把那些奇怪的表现，看成我释放压力的一种方式了。但事实并不是这样的。我真的是在危险的边缘，我很庆幸自己活了下来，没有伤害自己、卡娅或任何人。"

"我会忍不住想，巴里只是不想意识到我到底有多糟糕，因为这样一来，他就不得不面对辞职的可能，甚至我也可能不得不放弃我的工作。任何一种情况，都意味着我们会失去我们住的房子，我们的房子很可能被收回，因为我们需要两个人的工资才能留在这里。如果巴里真的意识到我病得有多严重，他要么就得冒着失去房子的风险辞职，要么就得继续待在海上，忍受着妻子正被精神疾病折磨的痛苦。然后他就需要去处理他自己对此的各种感受。因此，他除了相信我别无他法。我真的希望他能在海上承担一点这份责任。"

"因为他没有意识到我的情况有多糟，这就意味着我必须独自面对这一切。我现在知道当我开始害怕自己会伤害卡娅时，我已经病得多么厉害了。我似乎没办法让巴里明白这一点，而这让我觉得他一定认为我在无病呻吟。还有，经历了社会服务机构的那件事，我很害怕让任何官方的人知道我已经病得多严重、感觉有多绝望了。我很害怕我再也好不起来了，为了卡娅和巴里好，我觉得我应该自行了结。而大多数的时候，我的伴侣都表现出一副好像一切都很正常的样子。"

"即使有时候我会尖叫、哭泣、告诉他我感觉有多绝望，尽管那时候他似乎会有些不安，但第二天他就会表现得好像一切都没有发生过一样。似乎他所担心的就只有家庭开销和我们能否继续住在这个房子里，这也给我带来了更大的压力，我需要保住自己的工作，因为我不希望，失去我们为之奋斗

Surviving
Post-Natal Depression | 我战胜了产后抑郁症

的家的罪过落在我身上。那样会更加让我觉得，是自己毁了我们的家。"

"在整个生病期间，我都感到如此孤独。我甚至无法让我的另一半明白自己病得多严重，反过来我还要帮助他学会怎样给我我所需要的支持。即使仅仅是他能了解我病的严重程度对我也是莫大的支持，因为这会让我觉得，我们在一起面对这个问题。结果却是，好像一切都是我的问题，他的问题也是我造成的。搬到这所房子和它所带来的开销是我的责任，生孩子和其所带来的开销是我的责任，没有足够健康到可以做一份全职工作却需要体面的衣服来应付工作是我的责任，因为工作需要养两辆车也是我的责任。"

"所有这些都让我们的关系看起来不是很好，但实际上我们的关系还不错。从好的方面来看，巴里一直信任我、爱我、尊重我。我可以自由地在生活中做决定，他不是那种觉得身为妻子就该做什么的丈夫。我的意思是，他不需要我为他每天待在家里，每天晚上做好饭等他。我很少外出，因为除了跟卡娅和巴里待在家里，我没有地方可去。当他在家时，如果我有事，他会一直照顾卡娅，也不会因为我把时间花在其他事情上而感到不满。"

"我们分享彼此生活中几乎所有的事情，一起做决定。很不幸的是，我们没法分担我的病所带来的负担，这真的很孤独。但是我也理解，他可能没法以其他的方式应对。"

## 巴里（维泰的丈夫）

"维泰怀孕期间都在生病，我感到很担心，但是并没有觉得不正常，因为那时候她总是感觉不太舒服。出于某种原因，我从来没有真的觉得怀孕会有什么问题，或者怀疑我们最后不会生出一个健康的宝宝。尽管维泰的年纪和维泰的体重都不太乐观，但我还是一直觉得，我们会是幸运的。"

"维泰确实抱怨过，我不在的时候她要照顾这些动物，我对此感到很担心。然而，当我建议把它们处理掉、让她的生活更轻松一些时，她却拒绝了，因为养这些动物是为了让农场的生活更有价值，这也是我们当初买下农场的原因。所以我对于该做什么感到很茫然——我在寻找实际上可以让维泰的生活轻松一些的办法，但是都被拒绝了，这让我感到很挫败。"

"当我听说她被送进医院的时候，我才意识到高血压是多么危险。我花了两天多的时间，才从北海的一艘船上回到家（我需要乘直升机，但是我对此感到很害怕，我会尽量避免它）。回家的一路上我都在担心。然而，当我到家时，她的血压已经降下来一些了，这让我以为一切都还不错。接下来的几天也都还好，然后我离开医院大约两个小时，去吃了点东西。当我回来时，维泰已经被送去引产了。"

"从那时起，这一切就像一场噩梦，麻烦一件接着一件。很难相信我需要亲自推着维泰上楼去接受剖腹产手术，因为医院没有足够的人手了。我还要把她抱上推车再抱下，而她每动一下都很痛。还有，因为没有值班的麻醉师，她就这样生生地痛了好几个小时。"

"当这一切都结束了，把卡娅抱在怀里时，我觉得如释重负。那时候，我觉得一切都很好，尽管卡娅被送到特殊护理室，但我觉得所有麻烦都已经结束了。我并没有意识到，紧急剖腹产手术是一项大手术，当我再见到维泰时，她身上插着很多管子，同时在输液。这一切对我来说都很陌生，你总是能听到女性做剖腹产的事情，好像家常便饭一样。我以为他们给卡娅拍照是例行公事，完全没有意识到他们这么做是为了维泰，这样她可以确定自己生了一个活的孩子。我还把照片带回家给朋友们看。"

"在她分娩之后，我别无选择，只能回去工作。而且，那个阶段卡娅跟我好像也没什么关系。维泰不是跟她一起睡，就是抱着她，或者给她喂奶。我确实换过几次尿布。那时候，距离我们房子 40 千米远的地方，有一对夫妻住在一辆房车里，所以我也没觉得自己是完全把她一个人丢下了。"

"我很讨厌社会服务系统。我们尽了一切努力让卡娅吃东西，他们完全没有帮助，尤其是在卡娅住院之后。他们只能让她吃奶油，她出院的时候比住院之前体重更轻了。而这一切发生的时候我却都不在。至于家庭帮助服务（那个家庭助手），她所做的事情似乎就是在饭点到访，检查我们是否比较妥善地喂养了卡娅，而这是他们也没做到的事情啊。她对我们一点实际帮助都没有。我们告诉他们，我们确实喂了卡娅——他们竟然不相信我们？在我出海的日子里，我们本来应该得到一些实际的帮助，可以帮助维泰从照顾一个体重不足的孩子的巨大焦虑中解脱出来，但是他们似乎对于帮助我们并没有什么兴趣，他们只对监督我们感兴趣。"

"至于个案讨论会，因为她了解这个系统是如何运作的，我告诉维泰可以尽量推迟一些，这样我也能参加。我觉得他们拒绝这样做是完全错误的。他们提前召开了一次关于我的孩子的会议，而我却没有机会参加。他们似乎不能明白，除了家人死亡或重病，我是不能下船的。如果这艘船在海上没有第二个工程师，它是不能工作的，而公司将会因为我一个人的缺席而损失数千英镑。"

"我想他们会认为，如果这件事情对我很重要，我就一定会想办法来参加。但是我没办法让公司在这么短的时间内，把我送回来。因为反正一个星期后，我就应该回来了——他们当然可以重新安排时间。维泰确实解释了，我为什么不能按时回来，但是他们的回复就是，他们都很忙，他们可以在我们两人都不在场的情况下，召开这个讨论会。"

"在卡娅两岁的时候，维泰开始害怕自己会伤害卡娅，那时她刚刚参加了个案讨论会，刚刚经历了社会服务系统的那些事情。他们的参与确实给已经在遭受抑郁症折磨的人带来了更大的伤害。我一直相信维泰是不会伤害卡娅的。我从来没想过她会真的做这些，我只是觉得扔掉刀子会让她觉得更安全。在圣诞节之后，我可以每两周回家一次，这对维泰并没有什么帮助。我比在海上的时候，给她的支持更少。但是，我一直都很信任她对卡娅的照顾。"

"在经历了社会服务系统对我们做的这些事情之后，无论遇到任何问题，我再也不会跟社会服务系统打任何交道了，也不会建议任何人去向他们求助。尽管维泰的工作依然和社会服务系统关系密切，也会时不时地需要把孩子们介绍到那里去接受帮助。"

## 马尔科姆·乔治博士的总结

在读过这些案例之后，我很确信丈夫或伴侣的支持对于女性（一些情况中是对他们的男性伴侣）来说是多么至关重要。在一些案例中可以非常明显地看到，一个女性的产后抑郁症在产前就可以看到很多征兆，而抑郁症状本身往往是压死骆驼的最后一根稻草。

在我们经历逆境时，抑郁很容易随之而来，它是我们生命体验的一部分，如果真的遭受了抑郁的侵袭，可能需要寻求专业帮助，抑郁才能康复，这个过程包括把过去的经历说出来。然而，就像我前面说的，缺乏亲密关系是女性抑郁症的关键预测性因素，即使没有怀孕。虽然这些案例并没有包含很多细节，但可以推测，在一些案例中，即使在生孩子之前，他们已经在经历所谓的"痛苦关系"。我相信，每个人都不难理解，关系中的痛苦不太可能随着孩子的到来而得到改善。同样，非常显而易见的是，那些完全没有支持性的、自私的——甚至更糟，有虐待性的伴侣，也是抑郁症状的温床。

研究表明，男性伴侣在女性怀孕期间是否给予支持，可能是女性是否会患有产后抑郁的重要影响因素。孕期女性在分娩期间需要的支持包括，实际的支持和情感上的支持。她们希望伴侣和其他人可以提供实际的帮助，但是她们认为来自伴侣的情感支持是最关键、最重要的。

当然，对于大多数男性来说，他们的伴侣需要自己情感上的支持，这一点基本是共识，并不需要学术研究的支持。也许对于男性来说，他们并不是不知道这一点，而在于不确定到底要给予什么程度的情感支持才可以。要把这一点全面地讲清楚，可能需要写一本书了，但我在这里不想说那么多，只想说一点，通常一份关系的破裂不仅仅跟负面情绪有关，还跟缺乏正面的互动有关。

研究发现，女性在怀孕期间所需要的最关键的支持就是情感上的支持，特别是当女性自己以为她们需要的是实际的支持时，如希望她们的男性伴侣可以一起见证小宝宝的出生。考虑到怀孕和生产对于女性来说是一个很脆弱的阶段，这个需要就非常合情合理了。让女性知道其男性伴侣同意并且支持其期望中觉得应该发生的事情，知道伴侣那份一起见证的决心，便是给予了女性很多她们所需要的情感支持。有趣的是，研究结果还表明，在真正临产的关键时刻，男性伴侣到底提供了多少实际支持，其实并不是真正重要的事情。

对于妻子们来说，真正重要的是，她们的伴侣满足了她们的期望，在自己需要的时候会在身边并给予实际的支持。所以，也许这给男性的启示就是，以正确的方式给予伴侣情感支持是帮助伴侣的一种方式，这有助于防止伴侣产后抑郁症的发生。另外一个好消息就是，当婴儿出生时，男性到底能提供多少实际支持，其实并不那么重要。产妇只要能够在那时得到所需的支持就行了，从哪里怎么得到都可以。

事实上，理解这一点能够缓解很多男性伴侣的压力，帮助他们更好地应对，给他们"为珍爱的生活坚持下去"的力量。如果理解这一点能够使男性伴侣免受产后抑郁的困扰，单单这件事就很值得了。

在某种意义上，在我们读到的案例中，我们可能也会怀疑，在一些案例中抱怨缺乏实际支持的女性，会不会其实是在抱怨自己缺乏来自伴侣作为丈夫而不仅仅是作为孩子爸爸的情感支持。在实际生活中，不难发现这一点。很有趣的一个后果就是，那些提供了大量实际支持，但没有提供情感支持的男人，会觉得很惊讶，为什么他的伴侣依然很抑郁，还在指责自己不支持她。

尽管在某种程度上，他所付出的努力是值得赞扬的，却是努力错了方向。而我们会看到，在这种情况下，很容易导致伴侣双方都更加有压力，更加抑郁。很残酷的是，有一些男性很少给予伴侣实际支持，但是他们的伴侣却并不觉得不被支持。因为他们确实给到了她们所需的情感支持，而伴侣实际生活中的那些"谁该做什么"这一类的事情，并不会真的成为问题。所以我们讨论丈夫或男性伴侣在女性产后抑郁症中的作用，这一点可能是非常核心的。男性伴侣可能是预防产后抑郁症发生的关键因素，也是产后抑郁症康复之路的重要部分。

无论出于什么原因，在妻子或女性伴侣患产后抑郁症以后，我们也需要关注男性伴侣及其可能遇到的问题。我自己读这些案例的时候，反复被保罗的一段经历所吸引："我失去了信心，失去了性欲；随着时间流逝，我几乎失去了活下去的意愿。我发现自己越来越难以应对自己的生活。我在照顾简，照顾黛西，努力维持一份工作，5 年的学业我正读到一半。所以结果只能是，我不再照顾我自己。"这些话是如此绝望。用男人的话来说，保罗那时候"完全是逆流而上却没有桨。"

他的孤独是那么明显，他决心尽自己最大的努力去做好一个男人、做好简的伴侣、做好黛西的爸爸，无论需要为此付出多少，他简直是个英雄。但他的话暗藏着抑郁——失去信心、没有性欲、失去活下去的意愿、难以应对。没有性欲可能会是抑郁的男性无意间透露的抱怨，但似乎保罗的绝望更甚，已经接近于想自杀。我不知道他在当时是否告诉过任何人这件事？

众所周知，亲密的关系是对抗抑郁的支持性和保护性因素。这一点并不仅仅是针对女性的，对于男性也是如此，透过案例中妻子们和丈夫们的描述，我们都能看得很明显，伴侣的抑郁会剥夺一些男性所需的情感支持。英国一项研究发现，当妈妈和孩子被送到母婴护理机构以后，她们的伴侣会忽然发现自己也非常需要帮助。他们会突然变得非常抑郁。

从保罗的叙述中，很容易想象，一个有他那样感受、自己也在经受痛苦的人，如果他的伴侣被送去住院，他会马上崩溃的；因为这会证实他的想法，自己果然没有做好。他作为一个男人、伴侣、爸爸，没有做到他认为自己应该为家庭做的事情，但依然想要自己一个人撑过去。就像作者最初的那个观察：这些男人们也在为他们珍爱的生活坚持着——努力撑起一个家庭、常常"如履薄冰"、维持自己的工作、关心妻子和孩子、更别提还有他们自己的难过和悲伤。

通常情况下，对于男性而言在其身边可以让其敞开心扉、倾吐烦恼的人，要比女性少太多了。人们都说，女性比男性拥有更大的支持网络。很显然，在我们读到的案例中，也有一些女性身边并没有强大的支持网络，这使她们严重依赖伴侣的支持。然而，对于女性来说，即使拥有庞大的支持网络，那也是一把"双刃剑"。支持网络确实会提供支持，但是支持网络中的其他人同时也会需要被支持。所以，跟男性相比，拥有更大的密友圈可能会有好处，但也有可能是不利的。另外，很多男性只有唯一的知己，那就是其伴侣。这对于女性伴侣来说可能会有些沉重，但对于男性来说也可能是一场灾难。

当一个男性的伴侣抑郁时，这可能就意味着男性自己的难过在这种情况下是很难说出来的，当然也得不到任何情绪上的支持。考虑所有这些因素，不难看出，女性伴侣的抑郁也会增加男性抑郁的风险。

然而，跟女性相比，男性更倾向于用不同的方法，有时候也是更有效的方法，来应对这种情绪低落的感觉。男人总会想办法把自己从抑郁情绪中转移出来。他们会让自己完全投入工作或沉浸在健身俱乐部里，或者去酒吧。这些可能是一个有效的办法，但也潜藏着危险。例如，去酒吧可能会让男性试图用饮酒来消除痛苦的感受。不幸的是，这只会让问题更加恶化，而且可能会让男性的抑郁感受长期恶化。在保罗的案例中，他似乎已经意识到了这个错误。当然，男性这种转移注意力的行为，通常很难被伴侣感激，在上面好几位男性的叙述中我们可以看到，他们是想用转移注意力来拯救自己的痛苦。可惜，他们的伴侣会很讨厌这样的做法。

这就是我所说的，男性对抑郁情绪的两难境地——无论男性是努力否认自己的低落还是表现得很抑郁，他们都很容易被伴侣认为做得很"糟糕"，而不是他们也很"难过"。

男性的另一个问题是，他们用这种帮助自己转移注意力的方式来帮助其伴侣——也就是帮助她们用转移注意力的方式来摆脱痛苦——而这可能不会有效，因为女性倾向于沉湎在自己低落的情绪中，反复思考。去理解彼此为什么用各自的方式应对痛苦，才能让伴侣们走到一起、相互支持，而不是在各自的痛苦中独自面对。

在保罗的案例中可以看到，男性应对抑郁的另一个方式是"不要提"。我想，没有多少男性伴侣会对他自己的家庭医生这么说："我妻子患有产后抑郁症，我觉得好难应对，我要照顾她、孩子，还有我自己，我觉得自己好像也有点抑郁了，需要一些帮助。"就像保罗说的那样："我后来就不再照顾自己了。"众所周知，抑郁的男性（其他疾病也是一样）跟女性相比更不可能去求助或看医生。当男性的妻子或伴侣抑郁时，他自己也有可能抑郁，我们很容易在保罗的案例中看到情况是怎样恶化的——缺少对自己的帮助和支持，他自己也成了抑郁的受害者，自然也很难有效地支持到简和黛西。

在男性的叙述中还很明显的一点是，他们经常感受到自己是被排除在外的，在一些女性的叙述中也有……好吧，我们可以这么说，一些男性会觉得被冷落了！

对怀孕和夫妻关系的研究表明，尤其是在生第一个孩子之前，男性对于孩子到来所带来的家庭环境变化及其对两人关系的影响是有担忧的。也许最重要的一点是，这些担忧在多大程度上可以跟伴侣讨论。在孕期到生产的过程中，因为孕妇自己有着大量的情感需求，这时她们回应伴侣情感需求的能力对于男性来说可能是一个潜在的问题。这可能是为什么男性此时不会讨论自己情感需要的原因之一，因为他们知道伴侣现在所承载的负担，希望自己被视为很男人的、有支持性的。然而，研究结果显示，那些有焦虑、抑郁症状的爸爸们更难胜任爸爸的角色。

此外，得到来自伴侣的肯定，对于男性能够很好、很自信地承担起父亲的角色是非常重要的。当女性处于抑郁状态时，这种肯定是完全缺乏的。

在简接受治疗的过程中，保罗明显感觉到自己被排除在外了。在伴侣支持团体中，情况会更加复杂。对于一些男性来说，当女性结成同盟时，会加剧他们被冷落的感受——尽管这些情况的发生很可能是无意识的。加拿大一些对产后抑郁症的研究有一个惊人的发现。若伴侣患有产后抑郁症时男性能够在家务活、购物、养育孩子等方面得到健康顾问给予的一些实际帮助，这个过程便给了健康顾问一个与他交谈的机会。她发现，这位男性可以通过这个通道敞开心扉，说出自己的担忧和问题。对于这种加拿大伐木工人类型的男性来说，这真是一个好方法！而这带来了令人惊讶的结果，当这个男性获得了这样的关注和帮助以后，他的妻子奇迹般地从抑郁中恢复过来了。在这之前，她的抑郁症相当顽固——药物治疗和女性支持团体都没能产生很好的效果。

这引发了一项全面的研究项目，是否为妻子和丈夫同时提供支持，是帮助女性从产后抑郁症中康复过来的好方法，现在医院会为产后抑郁的妈妈及其男性伴侣提供伴侣咨询。或许，如果能够跟男性交流，会帮助他们理解自己和伴侣目前的困难和处境，这样他可以成为帮助太太恢复的好帮手。在本质上，他变成了解决方法的一部分，而不是被遗忘忽略的一部分。也许对于男性来说，他们需要的只是去寻求帮助（而不是孤军奋战），并得到来自伴侣的支持，这份支持对两个人都有好处。问题是需要让足够多的男性明白，寻求帮助不仅仅是为了自己，也是为了其家人。

在案例中男性和女性的讲述所展现的另外一个方面是，抑郁症是如何给伴侣关系带来痛苦的。

双方都有人谈到，在很大程度上，伴侣双方都觉得自己跟对方的关系正在瓦解。但事实上，令人惊讶的是，这些关系几乎都没有真正破裂。也许我们案例中的这群人是幸存者，也许实际上没被报道的人中，有很大一个群体，他们的关系真的走到了尽头。考虑到这个风险，我们这里似乎有必要讨论一下抑郁症对关系的影响。

关系和关系问题显然是一个巨大而复杂的主题，我们无法给出一个全面而明确的答案。然而，在研究文献中，我们已经研究了伴侣中一方抑郁对关系中伴侣双方产生的影响，这里有几点是比较确定的。

当我们提到"抑郁"这个词时，也许大多数人会立即想到这些，如感觉很低落、无法应对、退缩、对生活很消极。这当然是抑郁的人经常会呈现出的状态，但抑郁也常常伴随着一些其他的行为表现。抑郁经常会伴随着易怒、敌意，甚至是直接的攻击。本书中的案例也再次说明了这一点，在男性和女性的叙述中都提到自己曾有过这样的行为，尽管他们说得都比较委婉。

仅根据这些个人回忆来推断结果是不合理的，因此我会介绍一些研究中的发现，关于关系中的冲突与抑郁的关系。尽管如此，恐怕还是会有些人并不接受我所说的观点。

研究表明，在女性伴侣抑郁的关系中，当她的敌意和攻击增加时，很多情况下，她的男性伴侣的攻击和敌意反而会降低。

对于男性来说，一方面对抑郁女性的难过会觉得很无助、难以应对，而另一方面，对于她的敌意、愤怒和攻击性，也会觉得很难以有建设性的方式回应。有趣的是，在女性表达难过时，男性会给予安抚、同情和共情，而当她们愤怒、怨恨时，他们还是尝试用同样的方法回应。不幸的是，这样的回应会传达一些矛盾的信息：一方面这是支持性的，但另一方面又不是支持性的，因为同情的表达很难让女性伴侣感受到自己愤怒和敌意的感受被认可了。而这可能是让她的抑郁症状持续的潜在因素。前面提到的一个研究也表明，在关系中抑郁症患者的伴侣保持"中立"是很难的。有建设性地回应愤怒和敌意是非常难的，因为它们常常是指责性的、让人感觉很受伤的。特别当男性也变得抑郁时，他们自己的痛苦中也有很多敌意和愤怒。这时候爆发的冲突对个体和关系都具有极大的破坏性。

做一些事情避免发展到这样的情况是非常值得的，尤其是有一个预防性的因素（即情感支持）不只不难实现，甚至还是关系中令人享受的一部分。

有趣的是，有关已婚男性抑郁的研究表明，关系中的冲突是抑郁最好的预测因素，它甚至比失业或失业的威胁对婚姻的破坏力更强。在美国，针对婚姻和关系进行的一项广泛的研究表明，女性通常会面对冲突，让冲突升级，而男性通常试图调和冲突以达成双方的妥协，让冲突降级。这样的互动带来的问题之一是，男性往往会在冲突中退缩，而这会使他们的伴侣更加升级冲突，以便跟他们保持联结。

这就是所谓的"逃避者 - 追逐者"或称"要求 - 退缩"的互动模式，而且如果关系中女性是追逐和要求的那个人，男性是退缩和逃避的那个人，会比反过来带来更多的问题。我可以在一些案例中很清楚地想象这种互动模式。在这个互动中，令人不安的情况是，抑郁女性的敌意不仅仅是指责要求那么简单，有时候她真的会对男性伴侣有身体上的攻击。

尽管这并不一定被普遍接受，但对于关系中冲突的研究表明，女性对男性伴侣的身体攻击，跟男性对女性伴侣身体攻击的数量相比，基本没有差异。而在英国，一项关于伴侣关系的研究表明，女性对男性身体攻击的比率要高于男性对女性的攻击，尤其是已婚伴侣。有5%的丈夫（而只有1%的妻子）报告说他们的伴侣对他们进行过不止一类的身体攻击。

男性最终只能躲得远远的，因为伴侣对他们的"要求"太危险了。

如果遵循这个逻辑下去，就不难想象，我们最终很有可能会看到一个悲哀的、糟糕的结局。当然，在这种情况下，男性自己这些抑郁的表现也就很有可能被其伴侣视为（正如我们前面所说）表现得很"糟糕"，而非很"悲伤"。

这也似乎合情合理，女性通常会因为伴侣糟糕的行为而提出离婚或分居。男性面临的严峻事实是，在这种情况下，如果仅仅从精神健康的角度来看，结束关系对抑郁的女性确实是一个好的选择，尤其当她的伴侣也在经历抑郁的时候。

加拿大的研究人员指出，为之前经历分居和离婚的男性提供支持性团体咨询，是他们社区精神健康实践的一部分。他们发现来寻求帮助的男性中，带着小宝宝的年轻爸爸占很大比例，他们的妻子或女性伴侣很可能患有产后抑郁症。所以，女性的产后抑郁症可能最终会给其男性伴侣带来巨大的影响——他可能会失去自己的伴侣、失去自己的孩子和家，而这一切确实非常让人抑郁。离婚、跟伴侣分开或伴侣死亡是最具压力的生活事件。这也难怪分居和离婚的男性的自杀率是其他人的 12 ～ 16 倍。

几年前的一则新闻报道生动地说明了我的观点。

这是一个悲剧，迈克尔·默克在失去妻子、工作和家以后露宿街头，跟另外一个人约定一起自杀。他在吞了一杯镇静剂后昏迷不醒，被送到盖伊医院。在呼吸机下躺了 4 周以后不治身亡，这期间他再没有恢复过知觉。而他的朋友，莱斯利·赖特苏醒了过来，并最终出院了。但后来他却被发现上吊身亡。

最后，我想引用凯拉·艾肯在本章最初的草稿中写的一句话："我想了一会儿……我甚至憎恨所有男性！"还好她后来补充说："但现在并不是这样了。"我希望这些坦诚的案例以及我补充的这些细节，能够同时给予男性和女性一些支持，帮助他们更好地理解在产后病抑郁症发生之后，他们在关系中彼此所遇到的困难。因为说到底，这并不仅仅对成年人有影响，更重要的是，对孩子会有更大的影响，而他们很容易就被忽视了。

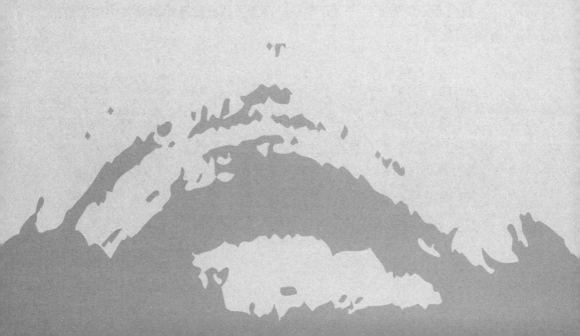

第 13 章

**产后抑郁症：专业的观点**

这一章的内容是由产后精神疾病领域的多位专家及一位来自产后抑郁症协会的专家共同撰写的。在本章开始，伊恩·布罗金顿对产后抑郁症的不同表现进行了阐述。

分娩阶段的精神病学比人类所面临的任何其他情况都更为复杂，因为这是一个生理、社会和情绪上都迅速变化的时期，妈妈们会受到一系列心理并发症的影响，也会导致躯体上的变化和疾病。总的来说，至少有 20 种不同的精神疾病可能会在产后（婴儿出生以后）发生。简单起见，我们将其归纳为以下 5 大类：

1. 应激反应（Stress Reactions）；

2. 焦虑障碍（Anxiety Disorders）；

3. 抑郁症（Depression）；

4. 母婴关系障碍（Disorders of the Mother-Infant Relationship）；

5. 产后精神病（Puerperal Psychosis）。

这并不是一个完整的列表——它省略了孕妇情绪低落（一种阶段性的、比较轻的疾病），几种比较罕见的精神疾病，以及杀婴（由很多种原因所导致）。但基本涵盖了助产士们需要熟悉的所有主要疾病。

我们有必要先介绍一下正常的产褥期（从分娩开始到婴儿出生的最初几周）。

**正常的产褥期**

对很多女性来说，分娩是一个至关重要的经历和时刻：她们可能因此感到兴奋、甚至是狂喜，同时也会伴随着疲劳和身体不适。最初的几周可能会经历严重的睡眠剥夺。母乳喂养可能会遇到一些问题和困扰。

妈妈和婴儿之间的双向调节可能存在困难——一些婴儿可能有着

非常困难的气质特点，如不睡觉或持续尖叫数小时无法安抚等。因此，即使在正常情况下，刚生完孩子的妈妈们也会承受很大的压力、焦虑和情绪波动。

## 应激反应

这属于创伤后应激障碍（Post-Traumatic Stress Disorder，缩写为 PTSD）的表现。

**创伤后应激障碍**　即使现代妇产科技术可以给予产妇许多帮助，我们也不应低估一些女性在分娩过程中所经受的痛苦和创伤。"创伤后应激障碍"是指人在遭受过可怕经历后的情绪反应。为了消化这种经历，个体需要强迫性地反复思考它，直到恐惧和震惊的感受逐渐退去。因此，那些记忆和脑海中的画面会闯入到每天的生活里或在噩梦中重现，持续数周、数月甚至数年。创伤后应激障碍可以产生持久的影响，如对生孩子的恐惧（"分娩恐惧"）。

## 焦虑障碍

妊娠和产褥期与特定的焦虑症状有关。在产褥期，最重要的是产褥期惊恐、对婴儿猝死综合征的担忧和对婴儿的恐惧。对伤害婴儿的强迫思维也可以归为这一类。

**产褥期惊恐（Puerperal Panic）**　也称为急性焦虑，尤其常见于第一次生产的妈妈，经常发生在产科医院或刚刚回到家的阶段，在她们需要去照顾一个娇嫩脆弱的新生儿时发作。情况严重时，其表现甚至与产后精神病类似，它起病早，发作急，表现为极度焦虑、行为前后不一致或反常（即跟平时性格不一致），但主要表现是由因照顾婴儿的责任而产生的焦虑。受发作期妈妈照顾的婴儿有因此夭折的风险，这真的是一个悲剧，因为这种疾病其实很容易治疗。比较孤立的核心家庭，因其居住在远离家人的地方而难以得到家人的支持，是易导致这类疾病的社会条件。如果有一个比较支持的祖母或其他家庭成员在身边，这种困境是完全可以避免的。

**对婴儿猝死综合征的恐惧**（Fear of Cot Death Syndrome） 几乎每个妈妈都不可避免地会经历对婴儿猝死的焦虑，但是一些妈妈们会表现得非常极端。通常表现为对只具有极小概率的婴儿猝死事件过度担心。有一些妈妈因为担心婴儿会在睡梦中停止呼吸而把婴儿叫醒，以确认他们还活着。这些妈妈也会有严重的失眠症状；她们每个晚上会察看婴儿20～30次。

**广泛性焦虑**（Generalized Anxiety） 即使没有产褥期惊恐或担心婴儿突然死亡这一类特定的焦虑，照料一个婴儿，或者总的来说照料小孩子，都需要照料者处处小心。一些女性天性就比较容易焦虑和过度担心，照料孩子可能会导致其处于持续的过度唤起状态。摩尔（Moll）将其称为"母性神经症"（Maternity Neurosis），这是一种对婴儿健康状况的过度关心，即使对疾病的微小迹象也表现得过度敏感，以及担心一些非常简单的事情会将婴儿置于危险之中，如担心在洗澡时溺水。在一些妈妈身上，这种对婴儿健康的焦虑就很像成年人的疑病症——一种过分担心自己健康状况的神经症。

**婴儿恐惧症**（Phobia fo the Infant） 一个经受着过度焦虑的妈妈，无论焦虑的原因是什么，都很有可能会发展成对婴儿的恐惧，她们想回避婴儿，甚至完全无法接近婴儿。这种疾病是圣威廉姆斯（Sved-Williams）于1922年第一次提出的。在她的研究中，66个在阿德莱德母婴病房住院的妈妈中，有9个患有婴儿恐惧症，所以工作人员会频繁提及该表现。这个情况也使丈夫们无法离开家去工作。

**作者的话**

## 焦虑障碍

简是典型的焦虑障碍案例。她经历了产褥期惊恐、对婴儿猝死综合征的恐惧和婴儿恐惧症。她对自己孩子死亡的焦虑已经达到了极端的程度，这也导致她产生了一些"神奇思维"和强迫思维。有一段时间她努力不跟女儿产生亲密接触，也不进行眼神交流，希望这样做，"如果失去了女儿会让自己的痛苦少一点"。她只在必要的时候才跟孩子进行接触。

## 抑郁症

尽管所有人都有患抑郁症的可能性，但生育年纪的女性是最高发的人群。刚分娩后的妈妈要比其他阶段的妈妈和孕妇患抑郁症的可能性更高，而它可能会对家庭和正在发育中的孩子产生严重影响。

一些女性可能罹患周期性的产后抑郁症。"产后抑郁症"这个词是近 40 年随着精神科医生把注意力转向更温和、更常见的疾病时才出现的。美国新泽西州的戈登夫妇对此做出了巨大贡献。他们回顾文献，研究了 100 位正常的母亲，对产后抑郁症相关病因学进行了对照研究，后来又继续进行了后续研究，研究结果表明社会个案工作（social casework）要比精神分析治疗更有效。随着过去 30 年的大量研究，"产后抑郁症"已经变成了一个家喻户晓的词汇。

在临床上，产后抑郁症与其他类型的抑郁症是相似的。其症状为一系列不愉快、心神不宁的情绪，可能表现成各种形式——悲伤、焦虑、易怒、紧张；自责、悲观、有时候会有自杀行为；缄默、退缩、失去活力、有时会导致自我忽视和各种角色失败；还有一些躯体症状，如神经性厌食症、失眠以及正常的心理活动受损。

在调查研究中发现的产后抑郁症的比例要比实际的医学检查中更高。实际上产后抑郁症的患病率要远高于实际记录的数字。

产后抑郁症的名字很容易被误解为是一种激素紊乱，从而把激素问题当作唯一的病因进行问诊和治疗。几乎所有罹患焦虑障碍、强迫障碍、创伤后应激障碍的妈妈们，或有母婴关系问题的妈妈们，都是抑郁的，但是其所处的环境、抑郁的原因和适合的治疗却可能是非常不同的。尽管如此，作为一个非专业术语，这个名字有其价值：大众接受了母亲会罹患这一类抑郁的事实，为母亲的痛苦和角色失败提供了合理的解释，甚至也解释了一些令人费解的行为，如儿童忽视和杀婴行为。它减轻了这类疾病的污名，让妈妈们可以接受自己生病了，并开始接受治疗。这一疾病已变成一个被广泛关注的公众健康问题。

## 母婴关系障碍

母婴关系的严重失调是由一些法国的法医们首次提出的，塔迪厄（Tardieu）贡献尤其突出。"厌童症"（misopaedia）（讨厌孩子）一词是由波瓦洛·卡斯泰尔诺（Boileau de Castelnau）提出的，在德国则由奥本海姆（Oppenheim）第一次提出。很多年来，精神科医生在临床上经常见到这类母亲对孩子的拒绝行为。

然而，在这之前它一直是被忽视的。对孩子的拒绝行为在产褥期早期便开始萌芽，甚至在孕期就开始初露端倪。在孩子出生后的几天或几周内，这一症状的迹象就已经非常明显了。尽管母婴关系障碍影响着将近20%的罹患"产后抑郁症"的妈妈们，但全科医生、精神科医生，甚至这个领域的专家们对此的认识仍非常薄弱。更令人惊讶的地方在于，这是分娩期特有的一种心理障碍。在某种程度上，这明明是产后心理健康团队最应该关注的领域。

尽管我们用了"母婴关系障碍"这个词作为小标题，但是其并非一个单一的概念，而是一组交叠的临床状态，呈现出各种各样不健康的表现，包括缺乏母性感觉的痛苦、焦虑、强迫、易怒、敌意、攻击冲动、病理性观念和直接拒绝的行为等。这些让人不安的影响、想法和冲动会导致回避、忽视和暴力行为。临床上，它们的组合形式千变万化。按其严重程度可以分为 4 种表现：母性反应推迟、敌意、排斥和虐待。

**推迟（Delay）** 很多妈妈都会因为没有出现自己预期中应该对婴儿产生的感觉而感到很痛苦。她们似乎很难感受到其他妈妈应该感受到的那种对孩子的爱的感觉。她们可能会说，感觉婴儿似乎并不是她们自己的，而自己很像一个"临时保姆"。妈妈们对这种情况的反应各不相同。一些人会向自己的妈妈和好朋友寻求安慰和建议，而另一些人则会把这种感觉隐藏起来。

这类失调状态很少被医学界关注的一个重要原因是羞耻感。助产士们也应该意识到这种母性反应推迟可能是产后抑郁症的一个潜在的诱因。能够将这类失调状态识别出来是很重要的，因为其一旦可以被识别出来，是很容易被处理的。

**拒绝（Rejection）** 拒绝行为在这类障碍中非常明显，无论是隐秘的还是公开的。这类妈妈可能会试图说服自己的妈妈或其他亲戚去接管照顾孩子的工作。她们可能会怀疑婴儿是收养的。拒绝的一个标志性表现是，在妈妈离开婴儿后，感受会有非常大的好转。在一些妈妈中，主要的临床表现是很想要逃开。拒绝最令人难过的一个表现是，秘密期待小婴儿可以"消失"——被偷走或死掉。有一些妈妈很有勇气或感觉太绝望了，才能够直白地表达出这类想法。

**敌意（Hostility）** 拒绝的妈妈们在婴儿面前通常会感到紧张和愤怒，甚至可能说一些很难听的话。对孩子的愤怒通常会用对他们大喊的方式表达出来。很想摇晃一直哭闹的婴儿也是很常见的：一开始是紧紧地抓住婴儿，轻轻摇晃几次，但在更加严重的情况下，会有剧烈摇晃的情况出现。一些妈妈会有掐死孩子的冲动。她们可能会有把孩子摔在地上、摔到墙上或从阳台上扔出去的冲动；在更严重的暴力出现之前，通常会有一些前兆表现，如粗暴地对待婴儿或把他扔进摇篮里。

**虐待**（Abuse） 野蛮的攻击、残暴的对待和忽视会以各种不同的形式表现出来——摇晃、殴打、扭拽四肢、咬、用火烧、窒息、下毒、饥饿和隔绝。"代理孟乔森综合征"（Munchausen-by-Proxy）一词是用来描述一些妈妈们为了获得医疗关注而假装自己孩子生病或者故意让孩子生病的情况。在1000个婴儿中就会有3～6例严重儿童虐待的情况。每一万名婴儿中就有一位婴儿死于虐待；在这些情况中，那些暴虐的父母并不是想杀死孩子，而只是想惩罚孩子。妈妈的忽视会极大地损害母婴之间的"亲密关系"。

## 母婴关系障碍

**推迟** 罗斯玛丽、朱莉、皮帕、劳拉、盖尔、珍妮、萨拉、维泰和我都经历过对宝宝的爱的感受有所推迟的情况。布罗金顿教授用"临时保姆"来描述这种感觉是非常一针见血的。我们都描述过这样的感觉，觉得这个孩子并不是自己的孩子——他可能是别人的孩子，而我只是在照顾他。

**拒绝** 对我的第一个孩子乔治娜，我有过直接的拒绝行为。我不想要她，我觉得我犯了一个很大的错误——我甚至想让她去死。我让我妈妈把她带走。我真的鼓起勇气说出了我的期待——我太绝望了。

**敌意** 我经常在我的孩子面前感到紧张和愤怒。他们的哭声让我很暴躁——我虽然没有朝孩子发泄，但我会对各种东西和我自己发泄。真的是因为觉得太挫败了。皮帕和维泰承认，自己在某个阶段有想"伤害"宝宝的感觉，但是她们从未真的付诸行动——我相信她们的反应也是由于太挫败所致。

## 产后精神病

这是一种非常严重的疾病，每 1000 个妈妈中就有 1 ~ 3 人受这种疾病的影响。它是一种急性精神病，在分娩后的前几周（通常是前 10 天）发作，临床表现为躁狂、抑郁精神病或"非典型精神病"。

有躁狂症状的人非常兴奋、健谈、脱抑制、过度活跃。这里所指的抑郁症与患有"产后抑郁症"的妈妈们不同，她们的病情更严重，还伴有混乱、妄想和昏迷的症状。非典型精神病（有时也被称为"环性精神病"）会伴有困惑或混乱、紧张性的特点、思维障碍、幻听和幻觉。这类疾病发病急，需要在精神病医院住院接受电休克治疗或电休克加药物的组合治疗。

**作者的话**    **产后精神病**

> 本书中只有劳拉患上了这种严重的产后精神疾病。这类疾病是比较严重的，我希望她的案例能够帮助你们对这类疾病形成一种正确的看法，因为她在用自己的经历积极地帮助其他女性克服她们的抑郁症。

❧ ❧ ❧ ❧ ❧

下面的内容来自伦敦圣约翰伍德路圣约翰·圣伊丽莎白医院的助产士顾问安·艾蕾波特（Ann Herreboudt）。

我是一名助产士顾问，我跟耶胡迪·戈登（一名自然分娩产科专家）一起工作了 12 年。我在产科的主要工作是为产前和产后的妇女提供支持。工作内容包括一对一的咨询、家庭咨询和家庭团体咨询，我的主要兴趣点是家庭的发展。

## 产后抑郁症的悲哀

对于那些早期没有被识别出来的产后抑郁症患者来说,最悲哀的部分在于,单单识别出自己患有抑郁症这件事情本身就已经能带来很大的帮助了。谈话疗法被证明是治疗产后抑郁症最好的方法之一。似乎因为女性很难自己说"我患有产后抑郁症",也没有人给出相关的诊断,所以很多人常常是患病很久才得到诊断。

产后抑郁症的另一个悲哀是,准妈妈们无法了解除了自己亲身体验之外的事情,所以我们必须非常注意在她们孕期跟她们说话的方式,帮助她们多了解一些未来跟一个小婴儿在一起的生活实际上会是怎样的。在很多新生儿的父母那里,真实的情况似乎成了一件秘密,给大家造成的印象好像都是——小婴儿是很容易应付的,而实际情况却恰恰相反。

我们很多人仍然会觉得,小婴儿会适应我们的。事实上,是我们需要去适应小婴儿,但让准爸爸准妈妈们真的理解这一点,却是非常困难的。

## 内在小孩

我们每个人的内心都住着一个内在小孩,对于很多准爸爸准妈妈来说,他们的内在小孩会变得非常真实。孕期的女性可能会感受到很害怕或想回避那些自己作为一个孩子时的感受,这是很常见的,爸爸们也会如此:很多回忆、当时的很多感受会再次浮现。这种情况往往发生在准爸爸准妈妈们的父母想要获得主导权,借此重新体验一遍怀孕和生育的过程,然后以过去养育自己孩子同样的方式养育婴儿时。这种做法一部分是因为祖父母渴望让事情跟他们当年做父母时一样,而潜意识的部分可能是,他们想要回避一个事实:也许自己做错了一些什么,或者说,他们养育自己孩子的过程中并不全是正确的。

## 产前检查

在产前检查中有很大概率可以诊断出产后抑郁症，但检查的问题需要非常聚焦于准父母的情绪状态（我这里指的就是父母双方）。例如，正常预约的产前检查中，会问到之前的产科史和手术史，但是类似以下这样的问题却很少被问到。

"你妈妈曾经患过产后抑郁症吗？"

"你曾经得过抑郁症，或因为抑郁症接受过治疗吗？"

"你记得你的童年吗？"（一些有关童年的糟糕记忆可能需要被关注。）

"对于生产、孩子和即将组建的家庭，你的期待是什么？"（看看这些期待里面是否有不现实的或"太浪漫的"期待，如果是这样，那么他们后来感到失望的概率也会很高。）

孕妇的伴侣也需要被问到这些问题。

另外也需要询问一些关于准妈妈营养饮食习惯的问题，这些问题对于检测产前和产后抑郁症是非常重要的。例如，像以下这类问题。

"你的日常饮食是怎样的？"

"你家里有人患有厌食症吗？你曾经得过厌食症吗？""你的体重会经常上下波动吗？"

"对于怀孕期间你的体重增加和身体变化，你的感受是怎样的？"

对于这些问题的回答，情绪的部分要比生理的部分更重要。大多数女性都能接受自己身体的巨大改变，但是有一些女性却会感到很难适应。

对未来跟小婴儿的新生活怀有不合理的期待可能会导致失望的情绪。没有哪个小婴儿能整晚睡觉，一天只需要喂两次饭，因为外界对真实状况的隐匿气氛，媒体渲染的印象是"好父母"都能让小婴儿整夜安眠。因此，以下这类问题也应该被问及。

"你对孩子的感受是什么？"

"你觉得小婴儿可能会有怎样的表现？"

如果这类潜在问题在产前就可以被识别并予以关注，可能会极大地改善产后抑郁症，在一些案例里甚至能够修复产后抑郁症。

## 产后哀伤

在孕期最后阶段和孩子出生的阶段，一些妈妈对自己将失去或已失去怀孕时宝宝在自己身体里面的状态会感觉很哀伤，有时候她们会发现自己很难与抱在自己臂弯里的宝宝产生亲密感，因为她们那么希望宝宝可以再次回到自己的身体里面。

引起哀伤的另一个原因可能是，有些人会觉得失去了原来的自己，失去了那个曾经那么熟悉的自己。突然间，你变成了一个人的妈妈，你对一个小婴儿肩负着很大的责任，你的身体发生了变化，你不能出去工作了，你不能穿高跟鞋，很多女性会发现这种转变非常难以适应。她们会经历所有哀伤的表现——不一定是产后抑郁症，但会觉得很愤怒、困惑、不安、总是觉得开心不起来。夫妻之间的关系也会因此发生变化。伴侣双方的关注点都会转移到小婴儿身上，双方都可能会觉得有些嫉妒小婴儿，感觉到被另一半拒绝。对于男性来说，需要回去工作，像一切没有改变一样继续生活是非常困难的。实际上，生活的改变是非常大的，然而大部分男性往往很少在家里谈论这些，因此对他们来说，几乎很少能够得到相应的帮助和支持。

**作者
的话** **产后抑郁症的悲哀** 正如安·艾蕾波特所说，产后抑郁症的悲哀之一就是"准妈妈们无法了解自己亲身体验之外的事情"。在父母群体中，确实存在着秘密——我会在第 15 章"完美妈妈只是神话"中全面讨论这一点。

**内在小孩** 第 15 章中"我们自己父母的影响"和"我们自己

童年经历的影响"这两部分也会涵盖"内在小孩"这一部分所讲的内容。我坚信我们的童年和对童年的记忆是引发产后抑郁症的部分原因。在我们 10 个人的案例中，有 6 个都能看到产后抑郁症与童年之间的联系。

**产前检查**　我很喜欢安·艾蕾波特关于在产前检查中具有可以诊断产后抑郁症的可能性的想法。如果产前医护团队真的可以采纳这个建议，很多表现出抑郁症状的新妈妈们，可以在产后的几个月里得到医护团队更多、更密切的支持。这也许不能预防产后抑郁症，但可以使产后抑郁症更早被识别出来，更早地得到治疗。

**产后哀伤**　本书的 10 个案例中，我注意到一个共同点是，我们都是很自信、外向、独立的女性。我们中的 8 个人都很享受自己的事业——回过头来看，与照顾一个刚出生的婴儿相比，我们的事业真的非常令人开心。从这种无忧无虑的、独立的，也许甚至是有点不负责任的状态到适应做妈妈之后的生活，真的非常困难——这意味着失去曾经的自己。我认为这个理论是非常准确的，也一定是抑郁症发作的部分原因。

对于我们中的一些人来说，适应孕期和生产后身材的变化也是非常困难的。我们的形象改变了，我们都对于糟糕的自我形象感到难过。怨恨的感觉是非常明显的，尤其是对比来看，我们的伴侣却并没有因为做父亲而产生任何影响。

～ ～ ～ ～ ～ ～

下面的内容来自在东赫特福德郡国民保健服务信托基金会工作的 3 位健康顾问。

我们 3 个人分别有 20 年、13 年和 10 年的经验，我们提供的信息所依据的是赫特福德郡的情况。其他地区的情况也许会有所不同，能够得到的服务也会有所不同。

## 检测产后抑郁症的意识和方法，以及提供的支持

在我们的经验中，近年来所有健康领域从业者，尤其是健康顾问群体，对于产后抑郁症的认识均有所提高。我们认为在所有刚刚组建家庭的父母和产前母亲群体中，提高对产后抑郁症的认识是极其重要的。

在我们这个地区，健康顾问会参与到为准父母举办的产前培训晚课中。他们会在培训中讨论"产后抑郁情绪"和产后抑郁症的区别，所以准父母双方都会对产后抑郁的症状有所了解。而且课上会特别强调，如果这些感受并没有消失，向健康顾问或全科医生寻求建议是非常重要的。我们会鼓励男性伴侣了解自己妻子的感受。

在产前提供这些信息是非常关键的，尤其对于第一次做妈妈的人，她们没有抚养孩子的经验，也不知道自己在孩子出生后会有什么感觉。她们可能并不知道什么是"正常的"，所以她们可能没办法识别出产后抑郁症的症状。在我们地区，健康顾问带领的母婴团体中，也会讨论产后抑郁症。国家生育信托基金（National Childbirth Trust，缩写为 NCT）也会对此进行讨论。

健康顾问鼓励孕妇参加各种产前培训是非常重要的。

目前在我们这个地区，针对所有为信托工作的健康顾问所举办的产后抑郁症检测的培训项目正在进行中。我们需要学习如何使用爱丁堡产后抑郁症量表（为期两天的课程），该量表会在妈妈们产后 6 周、4 个月和 8 个月的时候使用。训练所有健康顾问有意识且会使用这项技术是非常重要的。

我们都与全科医生保持着紧密的联系。很多抑郁的妈妈们都是先被转介去看自己的全科医生的。

我们还会建立支持团体，由一名健康顾问和一名社区精神科护士共同带领，团体咨询进行期间，会提供托儿所服务。我们建立支持团体的理念是促

进同伴之间的互相支持：在这里，产后抑郁症的妈妈们可以在一个轻松友好的环境里，跟与自己有相同处境的妈妈们交流。

我们团体的目标是：提供一个有利于同伴支持的环境；为每位患有产后抑郁症的妈妈提供爱丁堡产后抑郁症量表测试和最初 10 次团体咨询（在 10 次之后，会进行评估，如果评估结果表明对患者有益，我们会继续提供咨询）；提供托儿所服务，让妈妈们每周有一个小时的时间可以关照自己；鼓励成立更小的同辈团体，使团体咨询中的获益得以持续；提供组员所需的相关建议或健康教育；提升团体成员的信心和自尊。

我们每次团体咨询活动都会配有两名团体带领者（也可以称为团体促进者）。我们提供：一个灵活的健康教育课程——涉及的话题诸如产后抑郁症、压力和愤怒管理、放松训练、自我觉察、如何应对哭泣的婴儿；支持——团体支持每个个体，每个个体也会彼此支持；保密性——在团体中，妈妈们可以在一个安全的环境中表达。所有组员将会一起制定团体的基本规则并征得全员同意。

为了评估每个人的实际进展，会在每个新成员加入团体时使用爱丁堡产后抑郁症量表进行测试，在 10 次咨询结束时，再一次使用量表进行测试。如果测试结果显示需要更多团体咨询，接下来会每 3 周进行一次量表测试。为了评估团体咨询的有效性，我们会监控个体量表测试的结果、团体成员和团体带领者的表现、出勤数据和大家的口头反馈。如果发现问题，我们会把组员转介到适合她们的机构并继续与她们保持联系。

关于"产后心情低落"和产后抑郁的宣传页会在第一次家访的时候带给妈妈们。在保健站和医生的诊疗室也都能得到这类宣传页。

我们希望公众对于产后抑郁症的了解越来越多。

**作者的话** 看到当地的国民保健服务信托基金提供如此优质的服务，让人觉得非常振奋。但并不是所有地方都如此。这个地区的健康顾问很显然确实能够理解并认识到这一问题的重要性，所有刚刚组建家庭的父母和产后的母亲们都需要提高对产后抑郁症的认识。

支持性团体这个主意真是太棒了，这让妈妈们有机会在一个"安全"的环境中，比较轻松地表达自己的感受，而健康顾问和社区精神科护士也会参与其中。说出来，是很重要的治疗方法——但是妈妈们往往需要很多的鼓励才能够做到这一点，她们需要感受到环境是安全的、不受威胁的，谈话的对象是能够全然去信任的，这时候她们才会开口。

❧ ❧ ❧ ❧ ❧

下面的内容来自联络健康顾问波琳·马迪松（Pauline Maddinson）。她在英国东赫特福德郡国民保健服务信托基金会位于韦林花园城的伊丽莎白二世医院工作。

### 母婴科室联络健康顾问的职责

因为对产后抑郁症的理解在逐渐加深，所以我们发现的产后抑郁症波及的妈妈、婴儿、爸爸的数量也在增加，社区对产后抑郁症的检测也在大大提升，我们母婴科室从 2 个床位扩展到了 6 个床位，联络健康顾问这个职位也是在那个时候诞生的。

联络健康顾问每天都来病房，回应医护人员对于婴儿健康和成长方面的所有担心，也会跟妈妈们讨论她们关于宝宝的所有疑虑和担忧，如免疫接种、断奶等。我们还会跟儿童评估科和儿童门诊科建立联系，了解婴儿当下的各种问题、免疫接种和发育检查的情况；我们还可以跟高级护士和医生讨论相关问题。我们会定期与健康推广资源部门联络，获取各种宣传页，在母婴病房中张贴展示。

联络健康顾问的职责包括规律出席并积极参与病房会议，与多学科小组的其他成员（包括咨询师、医生、高级护士、职业咨询师和联络社工）一起参与护理方案会议；与家庭健康顾问保持规律的交流，如果住院妈妈的家人居住在当地，则鼓励她与住院妈妈的家人保持联系。在住院妈妈暂时请假回家时进行家访是非常有价值的，因为借由这个过程，联络健康顾问可以给她们提供所需的帮助。

病房常常是饱和而繁忙的，在情况允许时，我们会建立产后支持团体（跟社区中举办的团体非常类似）。团体一般有 3 ~ 4 次，每次 1 个小时，涉及的主题包括怀孕和分娩的经验、当妈妈的感觉、她们的希望和期待、平衡婴儿的需要和父母的需要、介绍抚触和按摩的重要性。

咨询工作小组非常清楚产后抑郁症对整个家庭的影响，所以我们会每月举办一次针对爸爸或伴侣的活动，为他们创造机会，让他们能谈一谈自己的担忧和需要。必要时，我们也会举办几次父母双方共同参加的支持团体，团体内容一部分是社交性的，一部分是信息介绍性的。

我们曾经举办过的主题包括：

- 理解药物治疗和产后抑郁症；
- 玩的重要性；
- 婴儿复苏训练；
- 芳香疗法（团体中的父母贡献了这一主题）；
- 游泳安全，玩具安全。

联络健康顾问的其他职责包括与儿童病房、特殊护理产科及社区中的健康顾问联络。这是一个双向的过程，如果一些医护人员特别担心某个住院妈妈，也会请我们去看看她。我在母婴科室工作中获得的知识和理解，对于很多其他场合中的工作都是非常有价值的。

在这个郡，母婴科室是如此之少，床位十分稀有。能够在如此早期阶段，成为多学科团队中的一员，跟这些家庭一起进行如此重要的工作，对我来说真的是一种荣幸。

❧ ❧ ❧ ❧ ❧ ❧

下面的内容来自赫特福德郡霍兹登镇的全科医生特莎·多蒙博士（Dr. Tessa Dormon）。

# 产后抑郁症

作为一名全科医生和初级卫生保健团队的一员，我认为给女性提供从怀孕一直到分娩的全过程护理是一个积极而有意义的经历。提前帮助女性了解相关知识，可以提高她们的意识，了解哪些行为变化可能是产后抑郁症的表现。初级卫生保健团队的工作人员，是识别产后抑郁症非常理想的人选，因为他们会在分娩后的最初几周里，定期跟妈妈和小婴儿见面。

女性可能会在自己默默"坚持"几周甚至几个月以后，才把自己焦虑和无助的感觉表现出来，因为她们往往为自己不能应对的表现感到羞耻和内疚。丈夫或父母等亲戚可能也会表达其对妈妈的担心，这时候去了解妈妈们的担心和焦虑是非常有必要的。

在我们的工作中，主要是通过心理咨询和药物进行治疗，心理咨询会给这些女性一个机会，把自己的问题和担心说出来。团队中所有成员的投入都是至关重要的，定期的沟通也是非常宝贵的。

接下来的大部分内容是基于过去 15 年我作为全科医生的亲身经历而写的。

## 发病率

抑郁症是初级卫生保健团队经常遇到的一类病症，在女性中更为常见。年龄在 25 ~ 45 岁的人群中发病率最高。产后抑郁症会影响 3% ~ 20% 的产后女性。有 26% ~ 32% 的研究数据指出，青少年也会罹患产后抑郁症。后续怀孕的复发率在 10% ~ 35%。如果女性有抑郁症病史，那么患产后抑郁症的风险会增加。产后抑郁症要跟"产后情绪低落"加以区分，产后 70% 的女性都会经历产后情绪低落，而产后精神病的发病率则少见得多，大概在 0.1% ~ 0.2%。产后抑郁症的发病率要比子痫前期、妊娠期糖尿病和早产更为常见。但不幸的是，它却常常被医护人员们所忽视。

## 表现

产后情绪低落表现为情绪起伏（不稳定）、脆弱的感觉、哭泣和糟糕的睡眠，通常从产后一周开始。产后精神病则是比较罕见的，罹患该疾病的患者会有一些精神病性的表现，包括情绪变化、兴奋的情绪（轻躁狂）、躁狂、幻觉和绝望感。

产后抑郁症会表现出很多种症状，包括惊恐发作、缺乏快乐的感觉（快感缺失）、不适当的情绪（情绪烦躁）、大脑和身体都变得缓慢（精神运动迟缓）、食欲和睡眠上的变化、感觉内疚和不胜任——尤其是作为妈妈角色的失败。还可能包括对于婴儿健康的过度焦虑。身体上的症状包括头痛、胸痛、心悸、换气过度、四肢刺痛。产后抑郁症通常在产后前 6 周发病，60% 的女性会在前 6 个月内出现各种症状，但可能需要更长时间才会被识别出来，其严重程度可能表现为轻度到重度。

## 检测

初级卫生保健团队的工作人员是识别产后抑郁症的理想人选。社区助产士和健康顾问在产后最初的几天中，就会跟妈妈和新生儿接触，根据当地惯例，全科医生在产后一周内至少要见妈妈和新生儿一次。产后第 6 周的婴儿检查和妈妈的产后检查，为检测抑郁症状提供了一个绝佳的机会。检测的问题需要根据实际情况进行调整，因为几乎所有的妈妈和新生儿都会经历睡眠紊乱的情况，所以对于早醒症状的检测就需要进行特别的询问。自杀倾向是需要被询问的——询问自杀倾向并不会增加自杀风险。如果怀疑有产后抑郁症的可能，爱丁堡产后抑郁症量表是一个十分有用的工具，可以用此工具做进一步的检测。

## 病因学

产后抑郁症的病因学（原因）是非常复杂的，通常是由多种因素共同作用导致的。在怀孕期间，雌激素水平上升到正常水平的 10 倍，并会在分娩后 3 天内恢复到怀孕前的水平。同样，黄体酮水平也会在分娩后急剧下降。催乳激素（一种由脑垂体分泌的激素，在母乳喂养中非常重要）的下降水平则要慢很多。一些人认为，激素水平的变化与产后抑郁症的发生有关。分娩方式被认为是影响产后抑郁症发生的因素之一。

接受紧急剖腹产的女性比借助仪器进行阴道分娩的女性更容易患产后抑郁症，而自然分娩的女性相对来说患产后抑郁症的可能性最低。同样，早产也会增加患产后抑郁症的风险。

## 治疗

产后抑郁症对标准抗抑郁药的反应良好。需要考虑的最重要的一点是，妈妈是否进行母乳喂养。如果是，会建议她使用三环抗抑郁药，如多赛平或阿米替林。这些药物进入母乳的含量微乎其微。但三环抗抑郁药有比较大的副作用，并且过量服用是有毒的，所以需要注意患者是否有比较高的自杀风险。如果没有进行母乳喂养，那么可以使用选择性 5- 羟色胺再摄取抑制剂（SSRI），如氟西汀（百忧解）。选择性 5- 羟色胺再摄取抑制剂的副作用要小很多，并且过量服用的危险性也小很多。无论服用哪种药物，家人和健康专业人士的支持都是很必要的，并且必须定期对治疗进行正式的跟进和评估。药物治疗可以和心理治疗相结合，尤其是对那些症状比较严重的患者会更有效。如果有非常高的自杀风险，患者需要在母婴科住院，若病情非常顽固，电休克疗法是比较有效的。

人们对雌激素贴片应用在产后抑郁症的治疗中进行了大量讨论，一项大型研究表明，与服用安慰剂的对照组相比，接受雌激素治疗组的患者无论在自评还是医生评估的抑郁症状上均有显著、快速、稳定的好转。产后抑郁症支持团体也可以提供很有价值的信息和咨询。

## 预防

正如所有参与本书案例撰写的作者们所讲的那样，对产后抑郁症的认识是非常重要的。孕期妇女需要对风险因素进行筛查，如既往抑郁症或既往产后抑郁症病史。已经证明，高风险的女性在产前接受社会心理干预（一种专业的社会支持形式）是很有好处的。例如，对为人父母的过程，婴儿出生后需要得到帮助的必要性，对于家庭的需要、家务的需要、孩子的需要和自己的需要如何按照轻重缓急进行安排等方面进行教育。

## 结论

产后抑郁症是一种很有破坏性的疾病，在妈妈和一家人本该欢乐满足时悄然而至。随着对医疗从业人员和孕妇进行越来越广泛的教育，绝大部分患有产后抑郁症的女性都可以在早期阶段得到诊断和有效治疗。

❧ ❧ ❧ ❧ ❧ ❧

下面的内容来自产后抑郁症协会的克莱尔·德尔佩克（Clare Delpech）。

本书是由凯拉·艾肯精心编写的，她用女性自己的故事，包括她自己的故事，展示了产后精神疾病的体验是怎样的。

凯拉并不想吓唬或折磨我们，她并没有挑出这类疾病最极端的案例来写。尽管如此，这些故事中女性的痛苦经历还是会给读者们留下深刻的印象。凯拉选择了有着不同生活方式的女性，这会使读者们更容易产生认同感，也更容易理解为什么分娩后的产后抑郁症会对患者及其家人造成如此大的伤害。

凯拉不仅仅在告诉我们得了产后抑郁症是"什么感觉"。她还对女性如何应对这种疾病提出了积极的建议。本书案例中的女性也发出了自己的声音，她们怀着强烈的情感表达了对自己的疾病和治疗的看法。

我们通常不会把一本包含如此痛苦抑郁经历的书推荐给正在患病的病人，但本书是一个例外。因为它试图帮助人们对产后抑郁症有更多理解而不是制造更多恐惧，它在提供希望而不是加剧绝望。当患者身处抑郁症的深渊时，很难会有人相信，有一天他们能够从黑暗中走出来，再次回归光明。凯拉和她的同伴们带着我们踏上了这段旅程，因为她们说出了在挣扎着去理解这个疾病的过程中自己的感受并得出自己的结论。

重要的是，这是一本希望之书。阅读这本书的患者会看到，这些女性真的曾经"病得很重"，但是她们都痊愈了，重新恢复了健康。我会给那些想要深入了解产后抑郁症体验的人们推荐这本书，无论他们是患者、患者家人、健康专业从业者，还是对此有兴趣的普通人。

英国产后抑郁症协会成立于 1979 年，我们的目标是：

- 为患有产后抑郁症的母亲提供支持；
- 提高公众对该疾病的认识；
- 鼓励对产后抑郁的病因和性质进行研究。

协会的工作是至关重要的，因为在这个国家，每年有 7 万 ~ 10 万名女性和她们的孩子会受到产后抑郁症的影响。它真的可以被称为是"沉默的流行病"。

不幸的是，尽管人们对精神疾病的容忍度和理解度都有了很大的提升，还是有 3/4 的产后抑郁症患者没有寻求任何形式的医疗帮助。她们独自一人承受了很久很久。[维维特·格洛弗博士（Dr Vivette Glover）]

在英国，产后抑郁症是母亲产后自杀的最主要原因。[布莱斯·皮特教授（Professor Brice Pitt）]

若母亲患有产后抑郁症，则孩子会存在显著的认知问题……如果疾病可以被尽早诊断出来，对此的治疗将减少疾病患者的痛苦，也会减少对家庭，尤其是对孩子造成的痛苦和破坏性影响。[林恩·默里博士（Dr Lyn Murray）]

## 支持

目前协会在全国有超过 700 名从产后精神疾病中康复的人作为志愿者。这些女性给那些正在经历产后精神疾病的人提供"一对一"的支持。她们的支持能够帮助正在经历病痛的患者们相信，她们自己也可以好起来。这些志愿者会得到协会训练有素的工作人员和医疗专家的支持，她们可以在需要的时候获得建议。

## 保障措施

协会与医疗行业保持着密切而和谐的关系。我们的委员会尽力确保接受我们服务的女性不会因接受未经训练的志愿者咨询而受到不良影响。

所有的支持关系都会接受定期监督。如果支持者和患者觉得这种支持工作给任何一方带来了麻烦，都可以随时联系我们的工作人员。接受我们服务的女性明确了解，她们向我们提供的任何信息都会被严格保密，其信息绝对不会被泄露给任何其他组织或媒体。

## 治疗

目前已经有对产后抑郁症的有效治疗方法。协会正在推广爱丁堡产后抑郁症量表的使用，以便促进产后抑郁症的早期识别，这样可以在患者病情恶化到需要住院治疗之前便接受有效的干预。通过缩短母亲患病的时间，可以大大减少对孩子产生的不良影响。

## 专科门诊

英国唯一的产后抑郁症专科门诊是在我们协会的支持下开展的。对患者来说，在这里接受精神病治疗是更容易接受的。我们希望随着这个门诊的成功运行，可以鼓励更多的卫生部门资助类似的项目，帮助那些独自承受病痛的女性得到治疗。

## 出版物

我们协会出版的《产后抑郁症》（*Post-natal Depression*），是一本针对产后抑郁症妈妈的自助书。它描述了产后抑郁症的症状、医疗和自助方法。《产后情绪低落与产后抑郁症》（*The Baby Blues and Post-natal Depression*）是一本内容丰富的小册子，会分发给妇产科和产前门诊。这份小册子旨在帮助女性增加对产后抑郁症的认识，使她们可以在早期阶段寻求医学建议。

目前，这类宣传册的需求量非常大。因为我们无法免费满足这些需求，所以只有一些卫生部门（那些有资金并选择把资金使用在这里的部门）会订购这类出版物。然而，如果一些新妈妈们个人索要这些宣传册，协会会给她们免费发送文件包。

第 14 章

**实用建议和总结**

　　这本书里提到的每个人对于自己为什么会患上产后抑郁症，都有着自己的观点。在每个案例中产后抑郁症的症状都非常相似。所有案例中都提到的、引起产后抑郁症的共同因素包括：缺乏来自伴侣的情绪支持和理解；普遍缺乏实际支持；隔绝（住在偏远的农村或最近刚刚搬家）；搬家、婚姻问题、经济问题、身体疾病、家人健康等带来的压力因素；一些不必要的干扰；自己的童年经历或与自己父母的关系；缺乏照料婴儿的知识；生孩子前缺乏对产后抑郁症的了解（没有在产前讨论这一问题）；认为产后抑郁症是一个禁忌话题，很难说出口，从而导致延误诊断和治疗的时机；低落情绪状态下的脆弱；社会态度和媒体印象的影响，即生孩子等于永远的快乐和满足（"所以，我是怎么回事"）；创伤性的分娩经历；怀孕困难；感觉必须继续成为"不可或缺"的那个人，成为家人和朋友的力量支柱，即使已经感觉无法应对，也不想让任何人失望；家族因素，即家庭对母亲这一角色的期待；激素不平衡。

　　很重要的一点是，每个人都会预期自己应该被如何对待。每个亲身经历过产后抑郁症的人，都会从这个经历中收获很多。因此，我请案例中的每个人都总结了自己的经验并写了下来，没有她们的贡献，也就不会有本书的存在。她们也值得有这样的机会公开表达自己的观点。

　　我希望她们在治疗和应对产后抑郁症方面的建议，能够帮助更多的女性——她们都是足够有勇气的人，敢于站出来发出自己的声音，对如何治疗这种疾病说出自己的观点。

### 凯拉

　　作为妈妈，我们对于应该如何跟孩子相处、如何抚养孩子都有自己理想的预期。这些对待孩子的方式本身并没有什么问题。任何人都能学会如何喂养孩子，给他们洗澡或换尿布，即使是一个机器人也能做到。但是，我们对自己的期待是完全不同的。有些人就是不太喜欢照顾非常小的孩子。在最开始的阶段，照料一个小婴儿几乎是没什么回报的，但是我们会因为自己产生不喜欢的感觉而觉得很内疚——在我看来，这跟我们对母性的理解有关。

你需要或想要一些跟孩子分开的时间、在一个夜晚或周末跟你的伴侣共度二人时光、跟朋友们出去玩一天，或者就是有那么一会儿，可以什么也不干仅仅做"你自己"，我并不觉得这些有什么错。如果我们正感受着抑郁、易怒和痛苦，在这段时间里让孩子跟其他照料者在一起，想必对孩子只会有好处，不是吗？对于妈妈和孩子来说，经常处在同样不开心的气氛里，都感觉被困在里面，并不是什么有趣的事。

我觉得重返工作对我来说是一个非常重要的决定，即使是兼职也好。尽管那时我仍然在遭受着产后抑郁之苦，脱离我"真实生活"的那几个小时帮助我走上了康复之路，也让我重拾了一些迫切需要的独立性和脑力刺激。我那时非常幸运，我亲爱的朋友瓦珥提出，可以来我家里照顾我的两个孩子，这让我能够完全不被打扰地离开他们，并且还很安心，因为我知道，孩子们是在由他们非常喜欢的人照顾着。那些早晨，我可以完全不带愧疚感地离开家。重返工作给我带来了很多积极的影响，而且事后想来，我非常确信这最终帮助我治愈了自己的抑郁。

我们要记住的很重要的一点是，从来没有人列出一份规则清单，规定我们应该如何对待自己的孩子。我们作为一个人，能够接受为孩子付出许多，但要心甘情愿而为之。

凯拉给出的建议。

1. 休息——要确保自己有充足的休息，抓紧每个机会好好睡一觉。

2. 学会一些放松技巧。

3. 有规律地吃饭，吃有营养的食物。

4. 适时求助。

5. 不要害怕承认自己有些应对不来。

6. 不要过量服用成瘾物质，如酒精、咖啡因等。

7. 写下自己的感受。

8. 如果你感到愤怒或有暴力倾向，而这些感受又让你觉得很害怕，请跟你可以信任的人说说这些感受。

### 罗斯玛丽

"我的孩子现在已经分别 15 岁和 16 岁了。我非常喜欢他们的陪伴，我觉得他们真的太棒了。然而，当我被邀请写下我做妈妈最初几年的经历时，想到要在脑海里重温那段时光，我的第一反应依然是恐惧。我想这样类比也许可以描述我当时感到的压力：我是一个成功的专业人士，出版了很多书，经常在世界各地出差，与各地政要谈判，即便在这样的压力下，我的工作也颇获赞誉。然而，所有这些工作上的压力与作为一个婴儿和一个幼儿的妈妈所带来的压力相比，也变得黯然失色了。后来当我读到描写生意人的压力的文章时，我会忍不住嘲笑，这种压力跟做妈妈相比，根本没有可比性。"

"对我来说，一个非常重要的转变是从我回去工作开始的，当时，我请了一位受过专业训练的保姆来照看孩子，还请了人每周来打扫两次房子。我知道这并不是人人都能做到的，但这个变化确实帮我重新恢复了专业人士的身份，并让我能够定期脱离家庭和家务琐事。这让我从抑郁中逐渐恢复过来。我可以重新获得丈夫的尊重，因为他认识到我专业工作的价值。在我的体验里，去办公室上班跟在家作为家庭主妇和小孩子们在一起相比，简直就是一种休息。"

"也许我的经历会让人觉得我是一位冷漠的妈妈，但我并不这么认为——这只不过是因为有爱心的妈妈被描绘成那种会每天烘焙面包和蛋糕，喜爱家庭生活的类型而已。有些人喜欢这样，我也为她们感到开心，但我并不认为一个称职的妈妈必须这样做。毕竟，很多待在家里的家庭主妇都是整天忙于家务，很少有时间真的跟自己的孩子们在一起。我认为，所有的孩子都需要的是，他们可以感受到自己是被爱的、自己是重要的。"

"因为我的两个孩子状态都很好，在学校的表现也很不错，他们都长成了负责任、有爱心的青少年，很显然我做得足够好了，尽管我为此受到了很多批评。回顾我跟他们在一起的时光，我主要做了这些：给他们很多拥抱和亲吻，当他们做得对时给他们表扬，给他们讲了很多故事，跟他们一起读书。但其他那些小孩子的消遣，诸如那些玩具啊、乐高啊，我觉得太无聊了，所以并没有参与进去。然而，在我回去工作后，我觉得我做得比以前更好了——当我一天中大部分时间都在外面度过时，与整天待在家里相比，我觉得自己反倒更能够享受与孩子在一起的时光了。"

"当然，这会带来一些让人感到很内疚的情况。例如，我每天上班之前孩子们会哭闹，求我不要去上班，但是我可以向你们保证，这些情况并不会对他们有持久的不良影响。保姆说我一离开，他们就恢复正常了。另外一个重要的改善是，我会花一些时间单独跟丈夫在一起。例如，晚上一起出去，或者两个人一起去度个假，在我们的女儿 3 岁时，我们才第一次这么做了，而我们都觉得应该早点这么做。"

"我相信，让自己保持愉悦是很重要的，因为孩子们能够感受到父母的不开心，自己也会因此变得易怒，从而形成一个恶性循环。"

## 简

"我觉得助产士、健康顾问和全科医生都应该对产后抑郁症的可能性更加敏感，更主动地施以治疗或者将病人转介到专门的母婴科室。应该鼓励妈妈们更多地参与父母-幼儿团体，因为孤立隔绝的处境可能会对产后抑郁症产生很大的不良影响。我是在生完孩子几个月后才被介绍参加团体活动的——很多新妈妈们未必知道（我当时就不知道），大多数的幼儿团体并不需要你一定要有一个幼儿才能参加。"

"我知道对我来说，开始参加这样的团体并不能完全治愈我，但是它确实让我感觉轻松了一些。像国家生育信托基金这样的组织应该加强宣传力度，让更多人知道其存在及其提供的服务。我是在参加了当地一个父母－幼儿团体后，遇到了一个人，她曾经参与过国家生育信托基金举办的活动，她向我讲述了自己的经历。我虽然听说过国家生育信托基金，但当我真的需要它为自己提供支持时，却纯粹是因为一个偶然的机会，才发现了这个活动。"

"妈妈们和她们的伴侣一定不要迷信健康专家的言论，如果觉得一切都不太好，就应该为自己和孩子寻求应有的支持。助产士应该更加警惕女性患产后抑郁症的可能性。在我第一个孩子出生后，我非常焦虑。有一次我提起这件事，探望我的助产士却对此不屑一顾。因此，我感到无法跟她讲出我更深的恐惧。而且，我的产后抑郁症在 5 个月后才得到诊断，7 个月后才见到精神科医生，对此我依然感到怨恨。在那段时间里，我的健康顾问一直规律地来探望我，却没有察觉到我的任何不安。实际上，她对察觉我病情的无能，让我更加困惑，因为我知道自己一定有什么地方不对劲，才会感觉如此糟糕。"

"即便现在我也依然觉得，如果我的病能早点被诊断出来，我可能就不会那么痛苦，病情也就不会持续那么久了。"

"我比较幸运的是，当我的病最终被诊断出来时，我很快就住进了最好的母婴病房。我们应该行动起来，确保所有有需要的家庭都能接触到这样良好的服务。"

"我们需要更多地讨论和认识产后抑郁症，让它不再是一个禁忌话题。那些经历过产后抑郁症的人，应该试着公开她们的经历，这样可以帮助更多人了解到自己的经历是多么普遍，这种病是多么具有破坏性。如果我伴侣的同事对此更加理解和同情的话，对我们也是莫大的帮助。在我病得最重时，我没有办法跟孩子单独在一起。保罗不得不向单位请假，因此错过很多工作，但是，他没有得到来自同事的任何支持，反而招致了很多不满。我认为这是一个由对精神疾病的无知和偏见所导致的问题，因为我认为，如果我得的是身体上的疾病，他们的态度会大不同。"

"我想我们对于为人父母，都抱有一些错误的期待。媒体灌输给我们的看法与现实中有孩子的生活是非常不同的。在很长一段时间里，我对每个人装出一副我能应付得来的样子。只有我的伴侣保罗知道情况真的不太好，但即使是他，也无法真正知道我的情况糟糕到什么程度。如果我足够坦诚的话，我会说，我在那时甚至是现在，都很嫉妒那些看起来应对自如的朋友们，尽管我知道有时候她们可能也会觉得应付不来。"

"我认为产后抑郁症与一个人的身份认同有一些关系。例如，当我生病时，我认为我应该跟我生孩子之前是一样的。我现在意识到，做妈妈其实永远地改变了我们的模样、价值观和追求。现在我不再期望自己跟以前的自己一样了——我的重心和兴趣已经改变了，但是我喜欢我的新生活。"

"黛西现在上学了，雅各布每周有 3 个上午去参加游戏小组，我还会带他一起参加父母 - 幼儿团体。我主持了一个国家生育信托基金开放日，我在受训成为一个母乳喂养顾问，我还参加了一个奖励计划，内容是关于在伯明翰设立支持母乳喂养的场所。我还在产后抑郁症协会做电话支持的志愿者，同时我还成为一家新的精神健康慈善机构的受托人。"

"当两个孩子都开始全天上学时，我意识到，如果我回去工作，可以让我们有更好的生活水平，但是现在我却很愿意做一名全职妈妈，参与到这些志愿工作中去。"

"对于那些担心自己患有产后抑郁症的妈妈们，我的建议是，如果你感到一切都不太对，请尽快去看精神科医生，去寻求专业的帮助。参加母子团体（即便你的孩子才刚刚出生也可以参加），避免陷入孤立隔绝的处境。把你的情况说出来——不要为此感到羞耻，也不要试图掩饰自己糟糕的感觉。"

"不要试图去迎合那些错误的期待，也不要拿自己跟那些应对自如的妈妈们比较。"

## 朱莉

"好吧，我的生活彻底变了！如果当时我知道现在的一切，我是否依然会选择成为妈妈？答案是肯定的！孩子们确实耗费了我大部分精力，但他们同时又是我最好的充电器。当然，如果再来一次，我希望自己懂得更多育儿知识——每本书都有索引和目录，但是我却在任何地方都找不到'如何成为一个好妈妈'！我多么希望自己没有患上产后抑郁症，希望自己对它有更多的了解，了解如何识别它和应对它。我就是没办法顺理成章地喜欢我的小宝宝，而我依然为此感到懊悔。迈克尔也很煎熬，因为他娶了'杰柯尔与海德'这样的妻子，直到现在他仍然不了解他娶的女人身上到底发生了什么。"

"我遇到的主要问题是我自己。如果我的激素水平没有如此巨大的波动，我可能会感觉好一些。然而，尽管经历了这些起起伏伏，我却没有后悔过生了萨拉。被叫'妈妈'的感觉很美好，有我的女儿和家人在身边也很美妙。要适应你的生活不再属于你一个人确实需要一些时间，但是却没有那么多时间留给我和我们夫妻俩。像夫妻一样一起躺在床上对我们来说都成了一件很难得的事情，但是我们确实也很享受一家人在一起拥抱，在床上吃早餐，黏糊糊的手指和面包屑以及所有的一切。好吧，有了孩子让我的生活彻底改变了，也让我彻底地改变了，但即便把这世上再好的东西给我，我也不愿意与之交换。"

"从来没有任何人提过让我不再回去工作——就像很多妈妈们一样，我必须回去工作。在一整天紧张的工作之后，我常常觉得太累了，很难再给萨拉很多关注，而是盯着时间，希望她尽快上床睡觉，然后就可以'天下太平'了。我依然对此感到有些怨恨，因为我从来没有机会选择待在家里，或者至少是可以做兼职类的工作，但是，我现在跟萨拉在一起的时光确实是变得比较有质量了，要比之前我因为没有耐心而一直朝她大吼大叫时好太多了。而我周末的时光也是一半天堂一半地狱。因为一周的全职工作意味着我只能把家务活留给周末，但我真的希望花更多的时间跟我的女儿和丈夫在一起。"

"我很想对所有的职场妈妈们说：当面对很多指责时，不要感到内疚。你已经在尽力做你认为对家人们最好的事情了。一些释放、自由和独立的空间会让你成为更好的人，那么你也会因此成为一个更好的妈妈，这才是最重要的！"

"不幸的是，我的抑郁症还在，而萨拉那时候已经两岁半了。疲倦、睡不着、暴饮暴食、性欲减退、易怒、流泪等这些症状又回来了。我已经换了两种抗抑郁药，并且离下一次换药也不远了，因为现在服用的这一种对我大脑的刺激太大了，我完全无法入睡。我已经厌倦了这些感觉，但在我听说其他妈妈们也是花了一段时间才完全康复后，我觉得自己也没有那么不正常了，并且我也知道，自己会好起来的。我的医生把我转介给一位精神科医生进行心理治疗，这个决定让我很紧张，但也许确实除了化学变化和激素变化之外，我童年的问题也加重了我的病情。"

"如果我能回到当初，我会放下我的骄傲，无视这些污名化和偏见。我想要好起来。我也一定会好起来，只是需要的时间比我想象中的要长一点。我有一种强迫性的想法，我觉得我的全科医生一看到我就觉得恶心，但是他又是唯一有希望能帮我解决问题的人。当我觉得能自己应对时，我会减少服抗抑郁药的剂量，甚至自己把药停了，但这只会让我的身体更加糟糕，也让我的抑郁症状持续了更长的时间。从现在开始，我会接受别人给我的建议，不再那么过度独立和骄傲！"

"我想给新妈妈们的建议是，生完孩子后，你会感到情绪低落、疲惫不堪，这是情理之中的——你的激素水平迅速下降，而你的精力也被大大地消耗了。如果当你看到宝宝，却只是想打瞌睡而不是想给他喂奶或者抱抱他时，不要为此感到内疚。这些都很正常。不要觉得你应该自动知道所有的事情，或应该一直都感到得心应手。当你在医院时，医务人员会给你帮助。放下你的骄傲，去寻求帮助吧！在宝宝睡觉时，一定要充分地休息——只做必要的事情就足够了，如果可以，请尽量找人来帮忙。"

"不要因为你觉得应该招待客人，就不停地这样做。你可以听听别人的建议，但请自己做决定。寻求健康顾问的支持——他们有很多办法。如果在第一周之后，你依然觉得情绪低落、常常哭泣，请去寻求帮助。不要沉溺于对产后抑郁症的恐惧——它就是会发生在一些人身上。不要总是感到内疚——没有完美的父母，所以不必太拼。"

## 皮帕

"我当时天真地以为，家长课程会教会我们如何为人父母。他们告诉我，每个孩子都是不同的，但仍会有一些压力是相同的。为什么他们不教给我们如何应对这些更常见的问题呢？诸如哭泣、绞痛、睡眠不足和极度疲劳该如何应对？一些一般性的建议就会很有帮助了，但是我完全没有得到过这些建议。他们教了父母好多分娩前的事情，但是很少告诉父母该如何应对分娩后的生活。分娩后的生活就像一片荒芜之地——你被一个人孤零零地扔在那里。对于这一点，我对国民保健服务非常不满。"

"如果产前课程中能够涵盖孩子出生后前 3 个月的情况，会是很有帮助的，然后如果在分娩后可以安排两次咨询，帮助产妇为未来的生活做准备，也会是非常有帮助的。我从我的健康顾问那里获得了相当多的支持。我非常感激她。但除此之外，我没有从其他任何人那里获得过建议。"

"我有一个朋友的孩子比卡勒姆大一个月。她给了我很多情感支持，也会跟我说很多她孩子的信息，因为他们的年龄差，对我来说就好像可以提前一个月得到一些建议。很棒的地方是，我可以使用她给我的信息作为提前预警。她在身边的感觉真好。"

在这里皮帕提供了一些建议，这些建议确实帮助她自己度过了产后抑郁症。"对你的医生和健康顾问说出你的情况——要寻求帮助。你不需要离开家去寻求帮助，他们可以来探望你。尝试向社区精神科护士寻求帮助，了解并加入当地的产后抑郁症支持团体，试着寻求转介，去见精神科医生。拜访朋友，暂时脱离家里的环境。加入国家生育信托基金的活动。当你开始看本书时，你已经开始参与进来了。说出来，说出来，说出来——你会惊讶地发现，和别人分享自己的问题和担心时，自己感觉有多好，而且有时候你甚至真的能够得到很有用的建议！"

## 劳拉

"在我生病时，我并不知道有自助团体这种东西。没有任何医生、诊所告诉过我关于产后抑郁症的信息——就好像它上面贴着某种禁忌的标签，不被允许去谈论一般。我们当地的诊所，刚刚开始采取措施提高人们对产后抑郁症的认识，但是速度还远远不够。"

"我一直知道，在汉娜还小的时候，我不想重返全职工作，因为我在医院里度过的那 5 个月，让我觉得我错过了她童年早期的大部分时光（而现在，跟她在一起的每一刻对我来说都很重要）。所以我决定，与其回去工作，不如在家里组建一个产后抑郁症支持团体。这个组织现在已经越来越壮大了，也成为我们当地社区的巨大财富。"

"我现在能够两全其美了——上午汉娜去上幼儿园时，我会跟患有产后抑郁症的女性一起工作（这是我真心喜欢的工作）。我会去家里拜访她们，或者到其他志愿机构开个会，而下午我会跟汉娜共度美好时光。"

"几个月前，在我参加的一次会议中，我了解到了爱丁堡产后抑郁症量表，它可以用来追踪妈妈们的心理健康状态，判断其是否患有产后抑郁症。在未来，我也会争取让更多的母婴科室使用像爱丁堡产后抑郁症量表这样的工具，继续提高人们对产后抑郁症的意识。我认为这种疾病的信息应该被普及，并永远不再被忽视。"

"我的团体努力的宗旨是，希望女性不再默默忍受——产后抑郁症也不再是一种'被遗忘的疾病'。"

劳拉关于应对产后抑郁症给出的 10 条建议。

**不该做的事有 5 条。**

1. 如果你的症状包括惊恐发作或焦虑发作，不要读那些教你如何阻止这些发作的方法。因为如果你无法阻止它们，那么由此带来的挫败感会加剧你的焦虑。让它们来吧，尽管它们看起来很吓人——但它们不会真的伤害你。

2. 不要做英雄。如果你因为太多人来家里探望而觉得不舒服，请说出来。如果你不需要应付人来人往的客人，也许你就不会觉得那么疲惫。

3. 不要试图对你的健康顾问隐藏自己的感受（抱起枕头，在她面前给心理做个春季大扫除吧）。记住，她会支持你的。她不会因为你承认自己遇到了问题或者感觉很难应对而把孩子带走的。你可以允许她知道你的感觉。

4. 不要总是一个人。当你一个人的时候，总是会觉得情况更严重，而且你也有更多时间反复思虑。当你一个人的时候，可以把电视或收音机打开——稍微放松一下确实是有帮助的。

5. 不要了解太多关于产后抑郁症或其他精神疾病的药物，因为这会让你想要把这些药物全都试一遍。让你的全科医生或咨询师指导你面对这个复杂的问题。

**应该做的事也有 5 条。**

1. 尝试找到一个团体，或者找到一个参与过产后抑郁症团体的人，或者一个联系方式。如果你觉得太困难，可以让你的伴侣或朋友帮你找一找。即使你所在的地方没有这样的团体，你也可以寻求心理咨询师和精神科医生的帮助，也可以向朋友倾诉。一定能找到可以帮忙的人的。记住，你不是一个人。每年都有 1/10 的女性会患这种疾病。

2. 要尝试吃好喝好。即使是喝一些营养品也好过什么都不做。我们的大脑需要有营养的食物——我们不要否认这个需要。

3. 试着休息。如果有人愿意白天过来帮忙，请接受他们的帮助，然后好好休息。我向你保证，即使你的宝宝不在你的视线里，也不会把你忘掉的，并且这也不会造成任何伤害。你并不一定需要去睡觉——也许喝杯咖啡、看看杂志都是很好的休息。

4. 试着记录你的情绪。如果你某天感觉很糟糕，读到自己之前记录的那些美好的感觉，也许能够让你记得，隧道尽头是光明。

5. 记住我们都是非常没耐心的人——所以要有耐心。康复之路并不会一帆风顺。最终，感受好的日子一定会超过感受坏的日子。你肯定会好起来的，而且会比以往任何时候都更强大。

## 盖尔

"我觉得我在怀孕期间和整个分娩过程中所遭遇的经历，都是导致我患上产后抑郁症的原因。整个过程中我都觉得非常孤独和害怕。我本应该得到更多的支持和实际的帮助。我应该得到更多关于产后抑郁症的信息——而事实上我甚至都不知道有它的存在，更别提了解那些症状了。我还以为我脑袋坏了或疯掉了。人们应该更了解这个疾病，而专业人士也不应该如此轻视它。当你得了这个病的时候，你应该把它说出来，但在当时似乎没有人愿意听我说。"

"我发现跟那些曾经患过产后抑郁症的妈妈们交流真的很有帮助。我很生气这种病竟然被归类为精神疾病。我的医生告诉我这是激素失调导致的，但还是坚持给我开那些讨厌的抗抑郁药。我遇到过的患有产后抑郁症的妈妈们，她们的孩子似乎都挺乖的，所以可能并不是孩子带来的压力导致了这种疾病。"

"我发现的另一件事是，她们都曾经被告知过孩子会有问题——唐氏综合征、囊性纤维化、心脏病——但事后却发现是误判。我觉得这可能是产后抑郁症的诱发因素，你很难跟一个自己认为会死掉的婴儿产生亲密感。"

"我丈夫总是说，我患有产后抑郁症是有原因的。而我觉得他这么想真是疯了，我觉得我就是太倒霉了。但后来证明我是错的，他是对的。我的疾病让我自己组建了一个自助团体。我还写了一本关于抑郁的诗集，我在为产后抑郁症协会筹款，并且努力让更多人了解这种疾病的存在，它让人非常痛苦，却往往被忽视。"

"最重要的是，我坚信产后抑郁症是由于激素失衡引起的，也应该被对症治疗。我现在正在参与伦敦国王学院医学院的一项研究，希望可以证实这个理论。"

## 珍妮

"我真的感到非常抑郁，我认为这是激素的问题。我承认我在怀孕时情绪就很低落，我那时候应该做的是把自己对怀孕所产生的愤怒发泄出来。但我并没有这么做，因为我希望别人觉得我是很有爱心的，在任何时候都很得心应手的妈妈。我不能面对有一部分的自己并不想要这个孩子，我希望继续我自己的生活，照顾自己的需要。但我可是别人眼里'最好的妈妈啊'！事后回顾会容易看清很多。当时的很多感觉都让我非常害怕——这是我从未体验过的感受，对我来说非常陌生。但奇怪的是，这些感觉都没有浪费。这段经历让我意识到，我比自己想象的更容易犯错，这段经历也帮助我成长，让我更能够理解他人，更富有同情心。"

"我上的放松课程（它们对我来说，就像沙漠里的绿洲）帮我缓解了紧张和失眠的症状。放松课程真的很有效，我现在已经成为放松课程的老师了，这也是我那段时期的生活所蔓延出的一个分支。"

"在我怀孕之前，我本来盘算着在我第二个孩子全天上学以后，就回去工作的。所以这个潜在的落差对我来说是一个打击。一位男性朋友在知道我怀孕以后对我说：'哦，又有 5 年的时间泡汤了。'这句话给我很大的触动，我一直记在心里。在我最小的孩子两岁时，我终于回去工作了，这对我的感受影响很大。做'你自己'而不仅仅只是某人的妈妈和某人的妻子，这种感觉真的很好。"

"我觉得一直是我自己对为人母抱着错误的期待——我对自己作为妈妈和作为一个人的期待都很高，而我需要大大降低这些期待。不要责怪你的孩子，这一点很重要——产后抑郁症并不是他们的错。我的大女儿（14 岁）在非常偶然的情况下看到了本书的初稿，她看后感到非常生气。她直觉上知道那段时间的我变得不像我了，而我非常小心仔细地向她解释，不应该把我经历的这些归咎于小婴儿（她的小妹妹，尽管那时候的我也曾有这样的倾向），是我和我的反应出了问题，随着时间的流逝，这一点已经变得越来越清楚了。"

"最后，我觉得无论妈妈们的感觉有多糟糕，还是应该鼓励妈妈们尽可能为孩子做该做的事，这既是为了骨肉亲情，也是为了孩子的成长。不要责怪孩子，请尽可能地面对这个疾病，建立你跟孩子之间的关系。一直把婴儿交给各种各样的人照顾，会让婴儿很缺乏安全感，而这在长期来看，会给妈妈带来更大的困难。所以，尽管把孩子丢给别人照顾看起来那么诱人，但我并不认为这是件好事。"

"我觉得一些专业人士需要接受更好的训练——尤其是一些助产士和健康顾问。"

### 萨拉

"如果本书能成为一场运动的催化剂，促使大家捍卫新妈妈和小婴儿的利益，改变那些高高在上的或谴责的态度，帮助创建一个更加理解和支持的社会环境，那就太棒了。"

"我不明白的是，在我们的社会中，对新妈妈的宽容和支持怎么会那么少。我们看待生孩子的感觉就好像是新买了一台洗衣机——你只需要移动家具把洗衣机搬进来，再花点时间学习如何使用，但除此之外，便不应该再有更多的影响了，如果情况不是如此，那么大家就会认为这个妈妈或爸爸应对得不好。我们对婴儿车、邋遢的吃相、哭泣的婴儿皱起眉头，我们觉得它们挡了我们的路，干扰了我们的生活。"

"这与我们生活在男权世界有很大的关系。"

"男人创造了一个需要严格的纪律和长时间工作的社会环境，这一点在议会和工作场所中都被广泛认可。对我们当今社会这种新时代的生活方式来说，不只是女性，就连很多男性也觉得很不舒服。"

"我多么渴望一个更有支持性的社会环境啊！在这样的社会里，人们会认为生完孩子之后至少几年的时间里，我们会感到疲惫和脆弱是理所当然的。在这样的社会里，人们会在我们的孩子表现得'不好对付'时报以微笑，然后我们的孩子会不再表现得那么'不好对付'，因为他们得到了包容，甚至人们会喜欢孩子们生机勃勃和充满好奇的样子。他们的妈妈无须再因为社会的偏见，而不断管束孩子，让他们感到挫败。"

"我给自己塑造了一个新妈妈的形象：突然间我变得很贫穷；只是工薪阶层；穿着便宜的衣服，上面还沾满了呕吐物和黏液；我被忽视、被嫌弃。

这是我回顾那段日子自己的日常生活时在脑海中浮现的画面：在商店和餐厅里，我不再受到跟以往同等的对待；我忽然间失去了我的权力——作为社会服务、医疗服务、金融服务的消费者的权力。而邮购和送货上门服务成了我的救星。"

"最后，我一直觉得任何一个在怀孕或者刚刚生完孩子时搬家的人都是疯了。而在我也这么做了之后，我更加肯定我是对的！即使没有搬到新环境，怀孕和生孩子给生活带来的巨变已经难以应对了，而且无论环境多么理想，在婴儿两岁之前都是如此。"

## 维泰

"我觉得问题出在对产后抑郁症的治疗上——而不是得了这个病本身。"

"我认为产后抑郁症一直都存在，但相关的医护人员却不知道该怎样处理它，或者也许是并不想去处理它。我想很多人都会很难接受这一点，大家认为本应该自然而愉悦的生育经历，却会让一些女性因此而感到痛苦或生病。他们会指责这是这些女性自身有缺陷，而不是把产后抑郁症看作为人母的艰辛之一。"

"我觉得一些男性医生在潜意识里会觉得内疚，因为他们作为男人对怀孕和分娩是负有部分责任的，但是却无须承担这个过程中的不适。因此，他们非常希望这个过程是简单、自然的，所以选择对那些困难视而不见。"

在下面这些观点得到理解之前，这种情况是不会改变的。

1. 产后抑郁症是由特定原因（生孩子）所导致的一种特定的疾病。我的经验是，没有人愿意真正接受自己得了产后抑郁症的事实。

2. 无论你之前的病史是怎样的，无论你之前是否有过精神健康问题，你都应该被一视同仁。尽管如果你之前有抑郁症病史，医务人员可能需要更加警惕你患产后抑郁症的可能性。但不管怎么说，他们其实应该在这一点上对所有女性都保持警觉。

3. 任何女性都有患产后抑郁症的可能性。所以患该病并不代表你是软弱的、不好的，或者你在养育孩子上是失败的。我觉得一些专业医务人员——医生、健康顾问等——对抑郁的女性会持有这样的态度。

4. 然而，你对于为人父母的感觉会影响自己如何应对产后抑郁症以及发展出什么样的症状，而你在童年阶段的任何脆弱的、恐惧的、未解决的感受或未完成的事件都有可能在这个阶段被扩大。所以心理治疗能够对你有所帮助，但治疗的前提是，你的产后抑郁症可以被识别和承认，而且治疗会对减少你生活中的压力有实际的帮助。

5. 我需要重复强调，产后抑郁症是一种至少部分跟激素有关的疾病。至少我自己的产后抑郁症是这样的，随着我的身体恢复正常，它也得以逐渐好转。当我的月经越来越规律时，我的感觉也越来越好，而在没有得到治疗的情况下，我花了 7 年的时间才慢慢痊愈。我认为，如果接受治疗，这个时间是可以被大大缩短的。

6. 因为上述原因（第 5 点），产后抑郁症需要跟临床上其他类型的抑郁症加以区别，因为它有着特定的原因，并且我认为，就这类自限性疾病（self-limiting）① 而言，每个女性痊愈所需的时间长度是不同的。然而，因为产后抑郁症有其生理原因，因此治疗可能需要很长时间，并且也不能确保一定可以成功根治。因此，一部分治疗重点应该放在缓解症状、减少压力及帮助女性更好地应对生活上。

7. 很多患有产后抑郁症的女性通常会有很害怕自己会伤害孩子的表达。如果在英国目前这样一个社会系统中，一旦她们真的表达了这种恐惧，马上会有儿童保护机构和社会服务机构介入，威胁要把孩子带走，这绝对是没有

---

① 自限性疾病，就是疾病在发生发展到一定程度后能自动停止并逐渐痊愈，而不需特殊治疗，或者只需对症治疗或不治疗，靠自身免疫就可痊愈的疾病。——译者注

任何好处的。女性为了防止这种情况发生而害怕说出任何恐惧。我相信，很少有女性会真的伤害自己的孩子——她们更有可能做的是伤害自己。

如果产后抑郁症能够被充分地认识，如果每个地方都能有由健康专家和顾问等组成的产后抑郁症专家团队，那么这种情况就是完全可以避免的。如果真的有这样的团队存在，一位患有产后抑郁症的女性就不会被视为具有潜在的虐待儿童的风险，也不会被作为普通的抑郁症患者来治疗了，她们可以得到她们所需的对症治疗。对于女性来说，这也是一个机会，即可以说出自己的恐惧，而不必担心社会服务机构给自己增加成吨的压力和担忧。

对于患有产后抑郁症的妈妈们来说，感觉到想要伤害自己的孩子，只是说明她们的病情非常严重了。她们不应该因此被视为孩子们的敌人，这只会让她们感觉更糟糕。她们需要的是被安慰、被关心和被支持。

8. 任何干预都应该把妈妈和婴儿视为一个整体。女性会患产后抑郁症是因为她生了这个孩子，这两者是相互关联的。我的经历给我的感觉是，社会服务机构、儿科医生、健康顾问等，他们对我和我的健康都毫不在意，他们只对小婴儿感兴趣。这让我为自己也有需要而感到内疚（我的生活应该全部用来照顾这个孩子——这是我接收到的信息）。这使我跟孩子更加疏远了，也进一步摧毁了我已经很失败的自我形象——也就是说，因为我有了一个孩子，所以我已经不再重要了。

所有这一切对孩子也并没有帮助。照顾孩子的最佳人选是孩子的父母。而他们的父母在这件事情上是需要帮助的。

9. 然而，所有上述内容的前提是，产后抑郁症需要首先得到识别和诊断。很显然，如果我接受的是精神健康社会服务团队的帮助，而不是儿童保护团队的介入，我受到的对待会截然不同。然而，所有跟我接触的人，甚至连产后抑郁症这个词都没提起过，更别说给我相关的建议和帮助了。他们确实有提到我是抑郁的，但在那时这对我来说很难理解，因为我在生孩子之前就患有抑郁症，但是那时候的感觉和这一次的感觉非常不同。现在我理解了，我当时患的是产后抑郁症。

"如果你觉得自己患有产后抑郁症，请尽快与产后抑郁症协会联系。跟曾经经历过产后抑郁症但已经痊愈的妈妈们聊一聊真的会很有帮助。事实上，只通过电话跟对方联系，永远不必真的面对面见到彼此，对你是很有帮助的。你可以把最糟糕的情况都告诉他们，而永远不需要有任何后续的接触了。"

"换一种你感觉好的治疗方式，可以是心理治疗、药物治疗、住院治疗、心理咨询——任何你认为自己需要的。当你意识到有一些不对劲时，就行动起来去寻求帮助吧。"

"我曾经会对自己中午想睡一觉的想法感到内疚。一位心理咨询师告诉我，要善待自己——我值得好好对待自己，我理应得到好的休息。现在如果条件允许，在需要时，我就尽量让自己休息。我也向大家推荐这种理念。"

"慢慢来，日子要一天一天过。如果你度过了糟糕的一天，至少不要让它再毁掉下一天。"

"尽快接受治疗，必要的时候你可以请病假。"

"如果你需要，可以请人来家里帮忙。我付不起太多的钱，所以我为一个单身母亲提供免费住宿，以此作为她照顾孩子的报酬。我们互相帮助。"

"偶尔请另一半帮忙照顾孩子。不要为此感到担心。记住，他们没有生病，他们不会有你这些感觉。当你生病时，你很难明白其他妈妈们甚至可以享受跟孩子在一起的时光——尤其是在孩子3岁以后，他们可以开心地一起玩耍。不要害怕离开孩子，只要你还会回来，他们可以享受跟其他人在一起的时光。"

"试着说出你的需要。把你的需要写下来，这样可以让它们更清楚。然后带着这些需要，去找能帮到你的人——你的配偶、朋友、亲戚、医生、健康顾问、心理咨询师等。"

"附言：我一直想自己写一本这样的书，但总是因为觉得自己还没准备好，或者没有时间而拖延下来。这也是为什么我觉得特别开心，可以为这本书贡献我的故事，我希望我的经历可以被采用。我相信通过发表很多女性患产后抑郁症的故事，可以让更多的人了解这个疾病及各种获得帮助的方法。这也会慰藉很多女性，让她们知道，自己并不孤单，她们的症状对产后抑郁症患者来说，是非常常见的，而且她们是可以好起来的。"

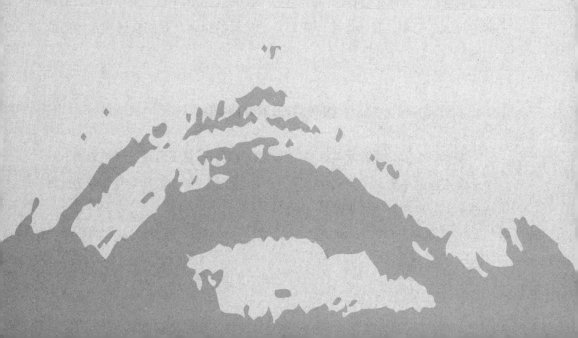

第 15 章

**完美妈妈只是神话**

过去 3 年，我一直在编写这本书，而我的感觉是，我几乎花了自己一生的时间来研究产后抑郁症。我访谈了上百位女性，她们都曾经被这种可怕的、却一直被忽视的疾病所折磨。我不再因为任何人的故事而感到震惊，而是在每次听到这些经历时都感到深深的难过，因为在每一个案例中，我都听到了相同的孤独。我能够列出很多产后抑郁症的常见症状，但在每一个故事中都非常突出的一点是，那时，每一个女人都坚信自己是这个世上唯一一个在经历着那些可怕想法和感受的人。

我读了一本又一本解释为什么我们会患上产后抑郁症的书。很多书里说这完全跟激素有关；而另一些书里则强调这是因为患病的妈妈之前有精神疾病的历史；还有一些书里说产后抑郁症是一种"多种因素导致的疾病"。我推测自己的情况应该属于这一类，因为"多种因素"这个词让我敞开思路，想到无数种可能会导致产后抑郁症的"因素"。

我个人的看法是，产后抑郁症是由完美妈妈的神话带来的，我把这个"神话"分解成了几个不同的组成部分。最后我会阐述，对于下一代的妈妈们，这一切可以如何改变。

对于如何做一个妈妈，我们似乎都对自己有着很高的期待。我一次又一次地问自己，为什么会有这样的期待，对此我总结出了以下 4 个因素，即媒体中母亲的形象、社会态度、我们自己父母的影响、我们自己童年经历的影响。

## 媒体中母亲的形象

媒体描绘了一幅非常美好的做妈妈的画面——总是面带笑容的妈妈和一个非常干净的小婴儿。但实际情况通常并非如此，而我们却难免想要为此做好准备，并很努力地想要做到这一点。

# 社会态度

在我参加的母子团体中，总是充斥着这样那样的比较：谁的宝宝做了什么啊，谁的宝宝可以睡整觉了啊，哪个宝宝可以吃固体食物了啊，谁的宝宝说了什么啊，谁的孩子会爬了、会走了，如此等等。所有的妈妈都会说（无论她们是不是真的这么觉得），她们对自己的角色感到很满足。似乎那里的每个妈妈都想要呈现这样一个形象：她们应对得非常好，并且享受做妈妈的每一分钟。1 号妈妈讲完自己的愉悦体验之后，2 号妈妈开始说自己应对得如何好，然后 3 号妈妈会更进一步，说自己简直觉得开心极了，而 4 号妈妈则会反复叨念，自己真想再要 6 个孩子。

我想知道，如果我大声说出"我讨厌妈妈这份工作，我的孩子一直尖叫、不睡觉，我觉得有点应付不来；我觉得很厌烦、很抑郁"，会不会所有的人都会对此置若罔闻，还是会有人跟着我说"实际上我也有一点这样的感觉"？但实际的情况是，我们都继续假装自己很快乐、很健康。

也许为那些并不享受做妈妈这个角色或者因此觉得有些困难的妈妈们专门组建一个母子团体会是一个好主意。或者应该为那些之前是职场女性，但现在需要整天在家跟孩子在一起的妈妈们，组建一个团体，因为她们需要更多的脑力刺激。

## 我们自己父母的影响

我们的父母似乎都很健忘。尽管在一些案例中，他们是很有同情心的，但是他们也会表现出一个"完美育儿者"的形象。

当我们尖叫、哭泣，觉得无法应对时，他们总是告诉我们，要多一点耐心，孩子很快就会长大，而这段日子将是我们生命中最美好的时光。他们从来不会尖叫，他们总是得心应手。

这对我们来说并没有帮助。我常常希望时光能够倒流，回到过去观察一下我的家人们会如何度过那些不眠之夜，如何面对一个总是在哼哼唧唧的或一个生病的小婴儿，更别提他们还有各种各样的要求。也许，这可以让我真正理解这样一个事实，即我的反应是非常正常的。

我向我的孩子们保证，当我作为祖母时，如果他们需要这样的精神支持，我一定会承认我曾经的尖叫、发脾气和泪水。这也许并不会给他们实际的帮助，但是这会让他们了解，他们自己的妈妈也不完美。

## 我们自己童年经历的影响

我们每个人内心深处都有一些我们努力追求的东西或一些我们努力避免的东西。

我们有一些人可能有着"完美的童年"和"完美的父母"，此时我们的目标就会变成：给我们的孩子同样的养育。而我们中另一些人的童年记忆可能并不快乐，因此，我们可能会抗争，努力做得跟父母不一样，以免把同样不开心的童年记忆带给自己的孩子。

这也是我们自己为人父母时，很自然会有的反应，但同时也不可避免地带给我们很多压力。

在我的研究中，我发现，患有产后抑郁症的女性群体中，一个非常普遍的现象是，她们跟自己父母的关系是有问题的，或者她们的童年存在问题。在我产后抑郁症发作期间接受咨询的过程中，我发现很多我个人的恐惧、不安全感、悲伤和作为一个妈妈不能应对的感觉都跟我自己的童年有关。我们是我们成长经历的结果，当我们自己成为妈妈时，我们会从那些深藏的记忆中找到问题的缘由。接下来我会讲一讲我的一些童年经历，然后是其他几位能够把自己的童年写出来的人讲一讲关于她们的童年经历。

但有时候，只是有时候，我真的想要一个"妈妈"。我开始感觉到，在我的内心里有个小孩子哭着想要她的爱，但她和我一样，是一个十足的疯子，要同时处理那么多事情，没有时间单独跟任何人相处。我曾经很难理解，但是随着时光流逝，我意识到，我在跟她做同样的事情。在我意识到以后，我会好好跟自己谈一谈，然后做一个妈妈该做的事。

我依然会尽自己最大的努力给我的女儿"妈妈般的爱"以及朋友般的友谊。在他们长大以后，我也将永远记得，他们是我的小宝贝，哪怕他们已经有了自己的孩子，也是如此。

## 罗斯玛丽

"很不幸的是，在这段艰难的时光里，我无法向我的妈妈寻求安慰，因为我们的关系一直都不太轻松，而我觉得她至少要为我的处境承担一部分的责任。在我讲述为什么我这样认为以及继续觉得对她有深深的怨恨之前，为了公平起见，我也要说，她确实总是心怀好意的，她身上也有很多非常积极的品质。然而，作为一个母亲，她的专横却让人无法忍受，甚至当我们已经十几岁的时候，也没有资格拥有真正属于自己的想法，我们总是要服从她的意愿，甚至包括我们穿什么。"

"事实上，她从来没有试着真正去了解过我和妹妹，而是认为人们应该按照既定的规范生活。"

"她一直坚信，直到现在仍然相信，女人生活中唯一的幸福和意义就是结婚生子，以及继续把她们的妈妈视为真理的源泉。然而，她在自己的婚姻里非常不快乐，经常对我们抱怨爸爸，总是说除了他之外的所有男人都是多么好。她甚至会把我们认识的所有其他男人都拿来跟爸爸比较，无论是邻居还是亲戚，说他们都是好丈夫，抱怨其他的妻子没有遭受她所遭受的痛苦。而事实上，我爸爸跟其他人并没有什么不同；他是一个非常正常的男人，有很多好的品质，但是也有着一些男性常有的缺点，包括缺乏情感。他们的婚姻是一场灾难，因为他们真的不适合。"

"然而，尽管我妈妈自己的婚姻经历如此痛苦，她却总是跟我们灌输结婚的必要性，让我觉得自己似乎毫无价值。当我 22 岁时，她就已经惊慌失措地认为，任何一个男人都合适做我的丈夫了。所有我学业上的成就，对她来说似乎都毫不重要。那是在 70 年代初，当时的女性终于从把寻找白马王子作为人生终极目标的鬼话中解放出来。然而，尽管我有着优秀的事业，我还是没能把自己从她的影响中解放出来，我听从了她的话——结婚了。我知道，这在很大程度上是为了取悦她，也是为了堵住她的嘴。"

"然后生孩子又是一次同样的过程。我们刚刚结婚几个月，她就开始逼我生孩子，甚至私下里劝我的丈夫，让他务必这么做，因为她自己很想当外婆！"

"所以我生了孩子，当时医生建议我早一点生孩子，这个身体原因也加速了这个过程。在我整个怀孕期间，还有我跟女儿相处的各种困难中，我意识到，我最大的焦虑来源是，我担心如果我做错了什么，我妈妈会责备我。而我也意识到我的处境：有了孩子、感觉很痛苦、身处国外、失去了我的事业，而事业曾是给我带来价值感的重要来源。然后我意识到，我几乎做了完全跟妈妈一样的事情：太早就结婚，生活在国外，感觉就像一条离开水的鱼。我模模糊糊地记得，那时候她还是个年轻的妈妈——她所有的生活就是熨衣服，至少在我看来是这样的。因此，她的严厉和不开心，是我童年最持久的记忆。在我这个年纪，在过去这么多年以后，我还依然感到怨恨，这似乎太蠢了。"

"然而，即使我不再感到怨恨，我们之间依然充满困难，因为我妈妈的精神生活是在另外一个世界——维多利亚时代的英国，我们很难有真正的交流。我曾几次尝试想跟她沟通，但她要么根本听不懂，要么变得有些抵触。我们太不同了，很不幸，我们没有办法有真正的对话。这让我们的关系很紧张，跟她在一起对我来说是一种很大的压力，真的很遗憾，因为我知道，她其实希望跟我亲密，但是她完全没有能力做到这件事。"

## 朱莉

朱莉出生在澳大利亚，她还有一个哥哥。在她 3 岁时，她和她的母亲搬回了英国，而她的哥哥和爸爸则留在了澳大利亚。她母亲告诉朱莉，她哥哥因为白血病去世了。

在朱莉 6 岁时，她妈妈再婚了，朱莉跟继父生活在一起。一年后，她有了一个小妹妹。从那以后，朱莉肩负了很多"父母"的责任，包括带孩子出去散步，晚上给她讲故事等，这对她来说很不公平。"我模模糊糊地记得，有一天晚上，她在她的卧室一直哭个不停。我的头特别痛，我觉得特别挫败，便用头撞了床。那时候我也才只有 8 岁。"

在她 9 岁时，母亲和继父分手了，这对她来说意味着要跟妈妈一起，搬去跟妈妈的新男朋友一起住。这对情侣出去喝酒时，他们会允许朱莉出去跟朋友们玩。

妈妈开始跟男朋友不停地争吵，朱莉和妹妹晚上坐在床上，听着他们的争吵，心里觉得非常不安和害怕。她每周都会去继父家，他现在跟另外一个女人在一起，那个女人对朱莉很好，但是朱莉一点也不喜欢她。她换了学校，学习成绩下滑得很厉害。最后，她的妈妈又离开了她新认识的男人，回到了第二任丈夫的身边，而朱莉又一次换了学校。

在朱莉 11 岁时，她妈妈向她坦白，她哥哥并没有真的去世，而是跟她的亲生父亲一起生活在澳大利亚，但她爸爸是一名精神分裂症患者。

随着朱莉渐渐长大，她成了继父的掌上明珠，她的妈妈变得越来越嫉妒她，所以花了很多工夫来贬低朱莉，打击她的自信心。在她青少年阶段，她妈妈和继父毫无缘由地将她禁足。她跟妈妈之间的冲突越来越多，每次朱莉谈男朋友，她妈妈总想参与进来。如果她换了发型，妈妈也会跟着换。她妈妈有一些小病，便开始常常借题发挥。朱莉经常不得不从学校请假回家给妈妈帮忙，承担几乎所有的家务责任，包括熨家里所有的衣服，一直都是如此。

她妈妈欠下了巨额账单，他们根本还不起。所以常常有收债的人上门讨债，每次他们离开后，妈妈都会酗酒。这些事情经常发生。

在朱莉 15 岁时，她遇到了迈克尔，她现在的丈夫。他跟她的家人相处得非常好，甚至会在朱莉去参加校园旅行时，帮忙照顾她的妹妹。尽管朱莉和迈克尔之间的感情非常深厚，但迈克尔尊重朱莉的年龄，从来没有在性上占她的便宜。有一天晚上，他们之间的气氛一度很暧昧，但是他们控制住了。迈克尔还跟朱莉的妈妈讲了事情的经过，而她对迈克尔的诚实感到满意，只是告诉他以后要注意。她会管迈克尔叫"儿子"，显得非常通情达理。

然而不久之后，朱莉就被告知再也不许在任何情况下跟迈克尔见面了，她的父母甚至威胁要告迈克尔。她后来发现，她妈妈故意让继父相信朱莉和迈克尔发生过性关系。

朱莉离开了学校，找了一份工作。她把工资的一半给了妈妈，依然承担大部分的家务，而她妈妈几乎整天待在家里听收音机。她跟其他人约会过几次，但是她依然爱着、想念着迈克尔。在她 17 岁时，她开始偷偷跟迈克尔见面。这件事被发现了，她的继父在狠狠地教训了她一顿之后，在一次吃饭时，把盘子砸到了她的脸上，弄伤了她的鼻子。

她妈妈似乎很开心看到这一切，没有给予她任何帮助。朱莉的生活充满了屈辱和精神折磨，她的钥匙被没收了，又一次被禁足。她开始对自己的生活感到非常抑郁，甚至一度考虑服药自杀。在这个阶段，她决定从家里搬出去，但是遭到了父母的拒绝。她联系了迈克尔，后来他们订婚了，在朱莉 19 岁生日时，他们就结婚了。她的家人都没有参加她的婚礼。

多年来，朱莉总是会给她的妹妹寄生日贺卡和礼物，但都被他们撕掉然后退了回来。她的妹妹太小了，并不知道这些年来到底发生了什么，他们告诉她很多谎言，她也相信了。朱莉也没有为自己辩护过。

几年后，朱莉的妈妈来到她家门口，告诉她，她的亲生父亲从澳大利亚回来了，想见见她。她去见了父亲，听他讲了自己不开心的生活，听说她的哥哥是一个毒贩，抛弃了妻子和孩子。后来，朱莉发现父亲情绪不稳、性情古怪，决定不再见他了。他的哥哥后来很快也来了，告诉她自己曾经被父亲性虐待，但是觉得朱莉应该没有被虐待过。

朱莉后来怀孕了，生下了女儿萨拉。她的妈妈开始想要给她一些弥补。但是朱莉知道，她妈妈永远不会真正改变，这么多年了，每次她向妈妈敞开心扉，结局都是更加受伤。然后，她妈妈开始威胁她要采取法律行动，只为了能够见一见孩子，这让朱莉的生活又一次跌入深渊。

从此，朱莉很希望她的妈妈能够死去。她已经完全毁了自己的生活。

朱莉现在的家人只有她的丈夫和女儿。

"我不是一个专业的心理学家，但我足够聪明，能在一定程度上对此有所分析——有些事情是有逻辑可循的。没有人知道产后抑郁症的真正病因是什么，但是激素变化、大脑里化学物质的问题、压力、失去妈妈或母女关系有问题都是可能的原因。我知道，自己经历的问题一定对自己是有影响的。在我怀孕时，我确实很想念自己的妈妈（尽管我必须强调，迈克尔的妈妈真的很棒）。我努力不让自己变成我妈妈那样，很显然，从基因上来说，有些相似之处是无法改变的。生完孩子之后，她给我带来了情绪压力，那是我本不必承受的额外压力。每次我做事情或说话像她，都会让自己觉得恐惧。也许我对做妈妈的感觉不好，是因为我有这样的妈妈。她在我小时候把做父母的责任压在我身上，而这对我做妈妈并没有任何帮助。当时我讨厌照看孩子，而现在，我有时也有这样的感觉。"

"不过，这一切带来的好处是，我确信自己永远都不会把女儿推开不管。当然这也会让我感觉到压力。我知道自己依然会拼命想做一个完美的妈妈，或者变成自己认为一个完美的妈妈应该有的样子。"

## 劳拉

"任何关系都很难维持——父母和孩子，丈夫和妻子，甚至是朋友之间的关系。"

"当我在经历这种疾病时，我发现妈妈也曾患产后抑郁症。不幸的是，在 30 年前，她的表现不会被诊断为产后抑郁症，而被认为她是一个神经质的妈妈。医生给她开了一些安定类药物，让她回家服用。那段日子对她来说一定像噩梦一样。甚至连助产士都不了解该怎么办，她得不到任何支持。"

"事后看来，我更希望能早点知道我妈妈的病情，这样也许我能够做一些预防措施或治疗。我的父母对我的病感到束手无策。和全天下所有的父母一样，他们有一种巨大的挫败感和内疚感，就好像是他们做了什么，才让我得了这个病。我不会将责任归咎于任何一个人，因为我已经是一个成年人，我也曾经做过让自己失望的事。"

"我正在努力跟女儿建立一种不把自己神化的关系——我不是一个超人，我也有自己的恐惧和担忧，也会觉得不安。我认为很多父母所犯的一个错误是，把这些负面情绪隐藏起来，事实上，了解这些情绪能够帮助你的孩子应对现实的世界。"

"有时候我女儿会看到我哭，当她问我怎么了的时候，我只是简单地告诉她，我并不总是开心的，有时候妈妈和爸爸也会觉得难过。在她长大以后，我会跟她讨论我遇到的事情，让她知道我在面对什么。最后，她也会想要有自己的家庭，而我会尽自己一切所能，保护她不必承担我曾经经历过的痛苦。"

## 维泰

"我想讲讲我认为导致我患有产后抑郁症的因素之一——我和父母的关系。我不认为这是我患病的主要原因，但即便没有其他的因素发生，我跟父母的关系也会使我在生孩子之后更容易抑郁。"

"我的妈妈是一个可爱的女人，她的视力一直有问题，现在已经双目失明了。但我的爸爸是一个有些古怪、非常强硬的人，他很受朋友和同事的喜欢，但是在家里他却是一个情绪化的暴君。他会利用孩子来满足自己的情感需求，但实际上，因为他自己的成长经历，没人能真正满足这一点。他让我感到非常不安，而且因为妈妈也很怕他，所以她也没办法让我感到安全，因为她不能保护我免受他的伤害。"

"我相信，当我有了自己的孩子时，我内心里的孩子再次感到害怕了。当我自己都感到如此不安和害怕时，我又如何能做到恰当地保护和照顾我自己的孩子呢？"

"当事情变得越来越糟时，我心里那个恐惧的孩子再一次浮出水面，让我对自己为人母的能力产生怀疑。这也让我的反应像个孩子，而不是一个有孩子的妈妈。当有人开始干扰我们的生活时，我无法坚持表达什么对我和我的孩子来说是好的。但我并不认为是这一点导致了我的抑郁症。那些常见的因素，尤其是激素水平的变化，就足以将一个新妈妈推向崩溃的边缘了。然而，当你整个生命都建立在如此不稳定的基础上时，你会很难在生活遇到一些风浪时保持平衡。"

## 为人母的现实

下面是作为妈妈对我影响最大的一些现实：

1. 完全缺乏经验；

2. 对它一无所知；

3. 缺乏对母亲身份的准备和学习；

4. 丧失青春和自由（内在改变）；

5. 脱离过去的身份认同；

6. 骤然地结束自己的童年时代（即成为一个成年人）；

7. 需要适应作为母亲的责任；

8. 需要再一次学习分享一切；

9. 一次巨大的冲击和转变；

10. 日常生活习惯的改变；

11. 缺乏睡眠；

12. 丧失精力。

生孩子相当于你的生活发生了急剧的改变。尽管在产前似乎已经有了各种准备，但分娩本身就是一种创伤性的、非常耗竭的经历。跟一个刚出生的婴儿在一起又是一种极大的挑战。一旦孩子出生了，你对生活就有了一份 24 小时的责任。

毫无疑问，在某种程度上，我们都是以自我为中心的。而一个新生儿会消耗你的能量，他需要你持续的关注，带走你作为一个个体的身份认同。

我相信，这种生活中巨大的冲击是产后抑郁症的诱因之一。我认为对母亲身份适应的难度完全被低估了——我们从来没有意识到这件事有多么困难，也从来没有得到过任何关于产后抑郁症的预警提醒。

如果能给我们上一门关于母亲的课，也许这一切都是可以避免的，这门课应该包括以下内容：

1. 学会分享；

2. 学会不求回报地付出；

3. 准备好失去一部分自己；

4. 准备好对另外一个生命完全负责；

5. 接受会有人一直需要你的现实；

6. 准备好自己会被排在第 2 位、第 3 位、第 4 位；

7. 准备好严重睡眠不足——要带着疲惫感生活；

8. 准备好生活在一个需要克制情绪的环境里；

9. 留意产后抑郁症的征兆；

10. 如果你觉得自己抑郁了，请第一时间联系自己的医生。

如果真的有这样一门课，可以给我们列出做妈妈必然面对的情况和一些预警，也许每个人就都真的可以为做妈妈会遇到的那些最糟糕的情况做好准备了。这个简单的清单可以从产前检查的诊所或助产士那里获得，或者可以在学校里发给毕业生。它甚至可能促进青少年采取更可靠的避孕措施，并且一定会加强人们对做妈妈这个角色的现实一面的认识，而不是轻信成为完美妈妈的神话。应该让人们更容易接触到这些相关著作，了解更多关于为人父母的现实生活及其要承担的责任。

在我患有产后抑郁症时，我最主要的一个抑郁症状是经常感觉身体不舒服。我每两周去看一次我的全科医生，都是因为这样那样的小病。健康顾问会待在医生的诊疗室里，所有的婴儿门诊也在那里。也许，如果在医生的诊疗室里可以张贴大幅海报来宣传产后抑郁症，我便会意识到或者愿意承认，我可能不只是身体不舒服，而是患了产后抑郁症。海报上也许可以这样写：

**对于 9/10 的妈妈来说，生孩子 = 幸福**

**对于 1/10 的妈妈来说，生孩子 = 地狱**

**如果你存在常常流泪、情绪化、感到不能应对、无法入睡等表现，请跟自己的医生谈一谈，因为你可能患有产后抑郁症。而我们能够给你提供帮助。**

另一个非常重要的问题与整个社会息息相关。即使没有产后抑郁症的困扰，做妈妈也已经非常不容易了，而社会还在以这种方式谴责父母和孩子的行为。例如，当父母带着孩子出门时，会顶着一种要把孩子养成"乖孩子"的压力，这让他们在离开家门之前，就已经深感压力。

孩子们就是能量充沛的。孩子们就是会带来噪声和混乱。但他们也是我们的未来。事实上，如果这个国家的孩子们可以更自由地表达自己的想法，也会营造一种更加和平、轻松的氛围。除了医生开的药和激素之外，一个更加支持和接纳的社会环境，能够在减少产后抑郁症的发生率、加速产后抑郁症的康复方面，带来更长久的影响。

最后，正如书中每一位作者所说，对于产后抑郁症及其影响的认识是迫切需要提升的。它不再是一个禁忌话题——而是一种需要理解和正确治疗的严重疾病。

如果你正在读本书，如果你意识到自己生病了，不要在沉默中苦苦忍受了。你应该为自己说话，而且只有你能做到这一点。如果你在今夜关上了通往世界的大门，你要知道，没人能听到你在家里的尖叫。

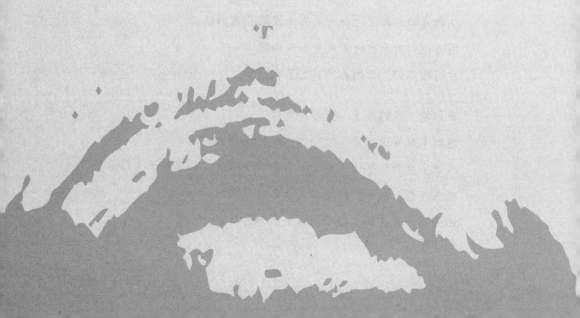

第 16 章

**隧道尽头的光**

对于那些现在仍在产后抑郁症中苦苦挣扎的女性来说，我觉得读读这一章对你们是很重要的：你们会康复的，你们会重新找到自己的——我向你们保证。坚持住：在隧道的尽头，你会发现难以想象的幸福和快乐。

前面的每一章开头，都是我先写的，但是我觉得琳恩·莱希（Lynn Leahy）为自己的儿子和女儿写的这首诗完美地描述了生孩子带给我们的美好。

## 学而不倦

我喜欢学习。

这是发自我内心的渴望，

贯穿我的整个生命。

面对已经到来的晚年——我感到心满意足，

因为我知道，我仍在学习，

这种激情永远不会褪去。


我有很多老师，教会我不同的功课。

我很少感谢他们，因为我常常并未意识到他们教给了我什么

——但，我确实学到了东西。


在所有的老师里，我一定要谈谈的是这两位，

因为他们教导我的方式是那么幽默。

我的孩子们，你们真的教会了我很多。


罗伯特，我的儿子，在你出生时，

想到未来要保护你、指导你，我觉得有些胆怯。

我低头看着你那被压扁了的瘀青的小脑袋，只感到一阵恐慌。

现在想想，我当时的想法是多么自负啊，

因为你一直在那么轻松优雅地引导着我。

你没有嘲笑我对昆虫的恐惧，

而是透过你的眼睛，向我展示它们的魅力。

"摸摸看啊，妈妈，它们的腿让人好痒。"你对僵硬地呆站着的我这样说，

当时，一只潮虫正从我手心爬过。

后来，我面对了现实，事后看来，确实没有任何可怕的事情发生！

和你在一起，也是为了你，我在花园和田野里追逐过奔逃的兔子（我学会了抓兔子，无论它们跑得有多快）。

我甚至学会了去喜欢那些沙鼠之类的小动物。

我不得不这样做，因为，只有这样，当我掀开沙发把它们拿出来时，我才可以面带笑容而非咆哮抓狂，

而它们后来又逃跑了，还咬了我的被褥。

我们一起学会了给豚鼠接生，我惊叹于可以这么近距离地看到生命的繁衍循环。

你帮我记起了该怎么玩。

你可能不知道，那是我在你出生时已经忘却的东西。

我曾经在人海中沉浮，努力维持正常（这是你在长大之后也会做的事）

而你让我相信，自己就是一只海豚，甚至是一只海豹，不必在意他人投来的异样眼光。

克丽茜，我的女儿，你帮我感觉到快乐。

跟你在一起，就如同拥有了整个世界，当然，还有我内心里的小女孩。

你需要我有力量，所以跟你在一起，我可以不顾一切（而后来的事情证明，有你的陪伴是多么重要）。

你是那么自然地展露女性化的一面，而且时不时地坚持让我也如此。

"妈妈，穿裙子吧。"你说，"我觉得你穿裙子很漂亮。"所以，我从你那里学会了接受赞美，因为，我永远不会怀疑你的真诚。

我不再安于年轻时曾赋予自己生命的意义。

我在你身上学会了如何更好地倾听，因为你值得我这样做。

当我又开始习惯性地说"等一分钟""我不会太久"时，

如果我看着你的眼睛，一定会看到它们在说：

"妈妈，为什么你不能停下来，你忘记我有多重要了吗？"然后，渐渐地，我明白了，很多事情可以等等再做。

这对我来说是艰难的一课——请对我多一点耐心。

我希望找到保护你们一生平安的方法，这份担忧促使我跟你一起去学了空手道。

在那之前，我一直躲在这样的想法后面——我太忙了，或者我年纪太大了，那些"真正的体力运动"我已经没法做了。

而现在，我跟其他人一起"摔摔打打"，我惊喜地发现，我是如此喜欢展现自己的力量和控制感。

你们帮助我认识到自己好的一面和坏的一面。

"妈妈，你不公平！"你们有时会这么说，你们说的时候不含敌意也不带贬义，让我不得不面对真实的自己。

当我批评你们中一个人做了错事时，另一个便总是能帮我明白，你们是从我这里学来了这些。

我的孩子们，我最爱的老师，

我毫不怀疑你们明白我有多爱你们，但你们知道为什么我会永远对你们感激不尽吗？

## 凯拉

"上帝不会只送来寒冬，在那之后是暖春的欢愉。"

我在隧道的尽头找到光明了吗？还是仅仅找到一道美丽的彩虹？如果我没有生下这两个漂亮的女儿，我该多么懊悔啊，因为她们让我的生活充满了阳光。当然，她们也确实让我的生活充满了烦恼，但即便如此，我真的好喜欢每天早上醒来，看到她们的笑脸和大大的蓝眼睛，让她们到我被窝里，来一个大大的拥抱！我再也想不到比这更美好的、开启新的一天的方法了……除了星期天，我好希望她们不要叫醒我——我好怀念过去那些睡懒觉的早晨啊！我也喜欢她们喋喋不休的话语（只要不是在我宿醉或经前综合征期间就好），喜欢厨房里到处乱飞的谈话（和食物）。但是让我更满怀感激的是，当乔治娜去上学了，塔莎沉浸在她的游戏世界中时，我那平静祥和的生活再一次回来了。

直到塔莎两岁以后，我的光才真正显现。生活是艰难的。在孩子出生的最初几年，我需要献出自己才能让生活维持下去。我只能不停祈祷，有一天，完整的自己可以再一次回来。而这确实发生了。

但是，如果我对自己也对你们完全坦诚，那么，我会说，这光依然会在一些糟糕的日子里变得昏暗，如孩子们喋喋不休而我则忧虑不安时。我的生活已经被彻底改变了。一旦你当了妈妈，你就会无时无刻地牵挂着你的孩子，而且不知为何，他们会成为你采取每一个行动前最优先考虑的对象。我很感谢我的孩子们让我成为今天的自己（其他人可能不会这么觉得）。

如果没有她们，我会变成一个自私的老人。她们教会我去爱，这远远超乎我的想象。

我学会了如何更用心地倾听（有时是更长时间地倾听），学会了欣赏彩虹，学会了数瓢虫身上的斑点，学会了在最寒冷的冬天，裹得严严实实地在田野里奔跑（并乐在其中），学会了在想哭时，却为了她们展露笑颜；但最重要的是，学会了期待接下来的每一天。

这无疑是一场漫长而艰苦的挣扎，有时候甚至是为我们的生命而挣扎。现在，我将用我的余生为我的孩子们而努力。乔治娜和塔莎——你们是我的生命，我爱你们，胜过万语千言。

永远不要放弃。最好的尚未到来。

## 罗斯玛丽

"在我的孩子 7 岁时，我终于开始喜欢有他们陪伴的生活了，而且随着他们渐渐长大，情况也变得越来越好。一方面是因为那些混乱、吵闹和辛苦开始减少，另一方面，孩子们也已经到了可以交流的年纪。我不想再生下一个孩子了——孩子刚出生那几年的日子真的太可怕了——但是，我并不后悔生了他们，因为，他们现在已经成了我特别棒的伙伴。"

## 简

简觉得自己现在已经见到隧道尽头的光了。"我们依然会有困难，钱总是不够用，但是总体而言，情况在渐渐好转。我能享受跟孩子们在一起的时光，可以规划和展望未来的日子。黛西和雅各布都是快乐、外向的孩子。我的生活和兴趣与孩子出生之前有了很大的不同，作为一个妈妈，我感到很满足。我从来没有后悔过要孩子——唯一让我感到后悔的是，我没能在他们是小婴儿时，开心地跟他们在一起。我是从他们大概一岁时才开始能够放松一些的，也是在那时我才能够感受到跟他们相处的乐趣。而且，我还想生更多的孩子，但是我现在觉得冒着再次生病的风险有些不值得。我觉得如果我的产后抑郁症再次发作，对于保罗和两个孩子来说是不公平的。"

"我真的希望我能有个小婴儿，而我可以享受跟他在一起的时光。也许，等黛西和雅各布长大一些，我可以收养一个。"

"我现在想试着帮助我接触过的人理解，尽管产后抑郁症是非常痛苦的，但是有了时间、支持和（有时候需要）药物，重新享受生活是可能的。"

## 朱莉

"是的，隧道尽头是光明的。虽然有时候光明可能会暗淡，但是它的光亮足以让你继续前行。当然，还是会有坎坷挫折，但是我的生活已经不能没有萨拉了。随着她的成长，我们能更好地交流了，这反过来也让我觉得自己是一个更好的妈妈了。我甚至无法想象自己在生病时竟然想要伤害自己或结束自己的生命。"

"我无法忍受错过萨拉的成长。"

"没有人帮我对妈妈和孩子之间会产生的那种强烈的情感做好准备。实际上，你的人生进入了一个更好的阶段，孩子们每个新的发展阶段都会有新的障碍要跨越，但也会让你有更多的成就感和喜悦感。在我很累但萨拉却在淘气时，我依然会像个疯女人一样大叫——我依然希望自己能成为超级妈妈，有些时候我依然觉得内疚。"

"看着萨拉成长和学习的过程非常令人惊叹——即使在辛苦工作一天，已经完全筋疲力尽时，如果她能给我一个笑脸，或者让我陪她玩，或者说出什么'童言趣语'，都会让我觉得一切是值得的，因为这个过程让我面带微笑，怦然心动。"

"萨拉是一个闪闪发光的小天使，她星辰般的双眼和甜美的笑容照亮了最黑暗的夜。"

## 皮帕

"我现在已经能瞥见光明了，但是道路依然是曲折迂回的，所以有时候我会看不到它。但我知道，我最终会到达的，但那是什么时候呢？不知道产后抑郁症到底会持续多久，这是一个很大的问题——我真的需要知道它到底什么时候会结束。这个问题一直困扰着我。"

"现在卡勒姆已经快 18 个月大了，已经显露出一些自己的个性。他是一个温暖、敏感、有爱心的孩子，喜欢玩耍和欢笑。我时不时会允许自己有这样一个奢侈的想法，也许这场育儿游戏并没有被我搞砸——至少目前为止是这样的。"

"我依然在接受社区精神科护士和精神科医生的帮助，依然在服用抗抑郁药，但已经开始减少剂量了。感谢我的健康顾问，我现在在家庭中心接受心理治疗，很快还会去参加维利塔斯育儿项目（这个项目会教授积极养育技巧）——我已经读了书，看了录像带，但我还是想在团体中再实践一次，这样我能听到其他人的观点和建议。我觉得这会让我可以将学到的东西在生活中应用起来。我的自信也在慢慢恢复，我能感觉到隧道的出口就在附近了。而光来自卡勒姆的微笑、他的吻和拥抱。他的笑声是清新的空气，我永远都不嫌多。他现在每周有两天半去上私立幼儿园——这也让我们有了喘息的空间。接受这个事实吧，我们都需要有自己的空间。"

"别误会我的意思，有时候我还是会巴不得他晚上赶紧睡觉！也有时候，约翰的话仍然在我耳边回响：'你要明白有时候你也不知道自己在干什么并逐渐习惯这个想法。'尽管如此，我现在已经可以同时听到鸟儿悦耳的歌声，注意到鲜花盛开的美好了。即使你彻底脱离了抑郁的泥潭，这些糟糕的情况也依然会发生的。"

## 劳拉

"当时我非常担心我和汉娜的关系会受到影响，但事实恰恰相反。尽管我们是在很晚的时候才建立了亲密感，但现在我们的关系是那么紧密牢固。

我们现在的关系非常好。我们之间很亲密,我和汉娜在一起的时光真的很宝贵。当我们一起外出购物时,她就好像一个小小的朋友陪伴着我一样。"

"这段经历对我的自我感觉产生了长期的影响。我当然希望从没经历过这些痛苦和抑郁,但是它确实发生了,而且也确实带来了一些积极的结果。"

"尽管这段经历将伴随我的余生,但我现在理解了,我会产生那些荒唐的感觉、深深的绝望(觉得自己作为妈妈很不称职的感觉)和古怪的行为是有原因的。那是因为我得了很严重的病,而不是因为我是一个糟糕的妻子和妈妈。我很愿意通过我的经验帮助他人,也很希望可以确保我的女儿永远不会遭受我所经历的痛苦。她和我的丈夫对我来说是非常特别的存在,我将永远爱他们。"

## 盖尔

"我现在喜欢当妈妈了,这是我生活中发生过的最好的事。每天的时间都不够我把想做的事情做完。我已经恢复到怀孕前的体重了,只有轻微下垂的胸部和那个干净的小疤痕提示着过去发生了什么。我的丈夫在过去那段艰难的时光里,一直稳如磐石,我现在觉得更爱他了。我从这场生病中学到了很多,我觉得自己因此变成了一个更好的人。"

"我跟母亲的关系也更亲近了,她在我情绪低落时给了我很大的帮助。我爱我的生活,我爱我的孩子们,我爱我的丈夫。"

"我未来还会再生一个孩子的。我已经准备好面对你了——产后抑郁症,你可能还会再次来袭,而我知道我会再一次战胜你的!"

## 珍妮

"这个孩子是我身上发生过的最好的事——还有我的另外两个孩子,也是如此。孩子是我们生活的乐趣之一，也许，只是也许，我喜欢她，跟她在一起那么开心，是因为我们曾一起度过了那些艰难的时光。我希望告诉其他妈妈们的是，那些困难是会过去的，你的生活也会越来越好的。"

### 萨拉

到 12 月，马修就 3 岁了，他现在已经上了全日制的幼儿园。他在那里过得非常开心，而迈克尔在家的时候也会分担照顾马修的责任。萨拉已经恢复了对生活的兴趣，但是觉得现在仍然是一段"煎熬"的时光。

她对丈夫的态度坚定了很多，过去她一直用照顾丈夫的方式，期望能换取丈夫对自己的照顾，而现在她意识到，必须留一些时间和空间给自己。"这是我的童年经历以及我与母亲的关系遗留下来的影响。我现在意识到，我不能再一个人扛着所有身体和情绪上的重担了。我不会再生孩子了，但这主要是因为迈克尔的意愿。"

萨拉强调她依然觉得自己不是过去的自己了，但她正在努力坚持下去，重新找回自己。她觉得自己好像变成了一个全新的人，切断了与过去生活的所有联系，尝试去发现自己是谁，自己想要什么。

"我非常爱马修，而且我现在可以诚实地说，其实每天白天我都很想他。他真的是一个妙人儿！"

### 维泰

"我现在大部分的时间都感觉很好了。我现在为产后抑郁症协会提供咨询服务，希望能够对他人有所帮助。我的生活方式会让很多人羡慕。我住在乡下一个美丽的地方，有一幢大房子，骑着小马，周围景色宜人，还有很多朋友。卡娅（在康沃尔这个名字的意思是'小雏菊'）是一个非常棒、非常独立的孩子。她现在 7 岁了，看起来快乐、健康，并没有被我的抑郁症所伤害。"

"卡娅 4 岁半的时候，校医发现她有心脏杂音。而过往的儿科检查记录中从来没有提到过这一情况。我不知道他们是否知道这个情况，但这必然能够解释她为什么一直如此虚弱，发育缓慢。最近我带她去看了一位心脏病专家，他说卡娅很有可能一直都有这个问题。一开始医生认为是她心脏上有一个洞，现在已经确定是一种瓣膜缺陷。她现在还在接受进一步的检查，将来可能需要接受修复手术。我作为卡娅的妈妈，一直知道一定哪里有问题，但是却没有人听我的。她的情况只能通过心脏听诊来检测，但是当我一次次因为卡娅发育缓慢而去看儿科医生时，在她的病历上记录的却都是，她的心脏听起来很正常。而现在，我终于找到为什么她从婴儿期到现在一直发育缓慢的原因了。每个人都在责备我——他们坚信我是一个疏忽大意的妈妈，他们被这个观点蒙蔽了双眼，却从未找到真正的证据。"

"我愿意再要一个孩子。如果我再年轻一点，我会在卡娅这么大的时候再生一个孩子。我很怨恨我的产后抑郁症没有及时得到治疗，导致它很久才痊愈，而现在再要一个孩子似乎已经不可能了。我没有时间了，我觉得自己太老了，而且我非常害怕这些经历会再一次发生。我很清楚如果有了两个孩子，生活会很艰难，而我也不得不为此放弃工作。"

"我想再生一个孩子的另一个动机是，我希望改变过去的错误。我希望我可以自然分娩。我一直希望用这样的方式生下一个孩子，却再没有机会体验那会是什么样的感觉了。当然，如果我因为这样的原因而生一个孩子，对那个孩子来说也不太公平了。"

# 致　谢

写这部分几乎比我写这本书还要难，因为我有太多人要感谢。我第一个大大的"感谢"一定要送给我的好朋友特莎·贝克（Tessa Beck）。特莎，你鼓励我、支持我，很多次当我已经感到想要放弃时，是你一直帮我保持热情。你是我的校对员、顾问、编辑，也一直在为我加油打气，增强信心。在过去的 5 年里，你为我付出了那么多，我会永远对你怀着深深的感激。

其次，我要感谢我的丈夫也是我最好的朋友罗。他陪伴着我度过了那段反复发作严重抑郁症的时期，并在我写本书的过程中依旧给予了我很多爱和支持。罗跟我一样，在童年早期阶段经历过一些挫折，但是他已经成为最棒的爸爸，拥有着最温暖的心，对孩子们充满了爱和激情。我爱你，罗，你是我生命中最亮的星。

罗斯玛丽、朱莉、简、盖尔、维泰、皮帕、萨拉、珍妮和劳拉——如果没有你们的贡献，也不会有这本书的问世。你们每个人都付出了那么多时间和情感，我非常感谢你们所有人。希望通过我们自己的经历，可以解救许多妈妈们，使她们免受我们曾忍受的痛苦。

感谢所有辛勤付出的专业人士——多蒙博士、我的 3 位在东赫特福德郡国民保健服务公立医院工作的健康顾问：波琳·马迪松、安·艾蕾波特和克莱尔·德尔佩奇。我还要特别感谢伊恩·布罗金顿教授为整本书的付出以及写了那么精彩的推荐序。也非常感谢丹尼斯·韦尔为我作推荐序。还有马尔科姆·乔治博士，您写的那一章精妙绝伦——这条路上很多爸爸都是被遗忘的角色。希望您的贡献会改变社会对于产后抑郁症的看法。

最后也是最重要的，我想要感谢我的两个美丽的女儿，乔治娜和塔莎。你们教会了我很多——我每一天都能从你们身上学习到生命中最重要的东西。是你们让我的生活充满了幸福。如果没有你们，这本书就不会存在。我全心全意地爱着你们。